都市人
的
瑜伽

創造個人
的
療癒

YOGA FOR URBANITES,
DISCOVER THE POWER OF
SELF-HEALING

Chris Su

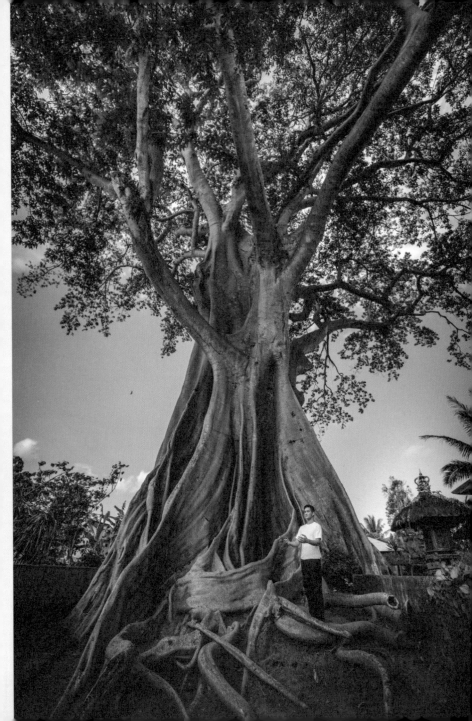

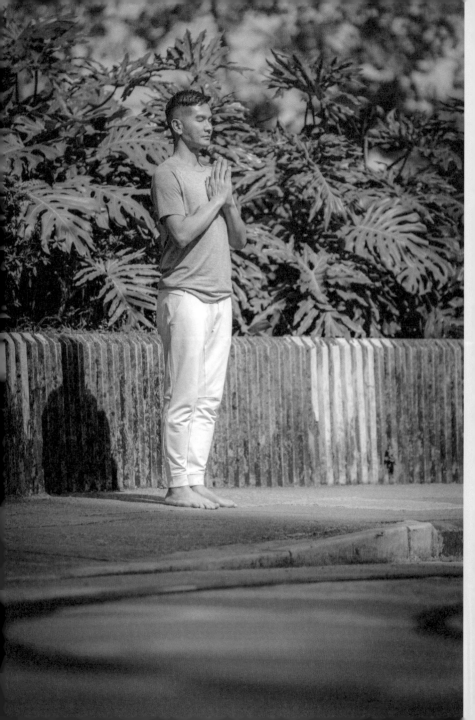

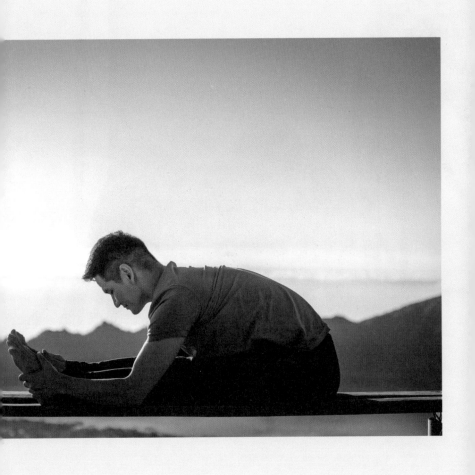

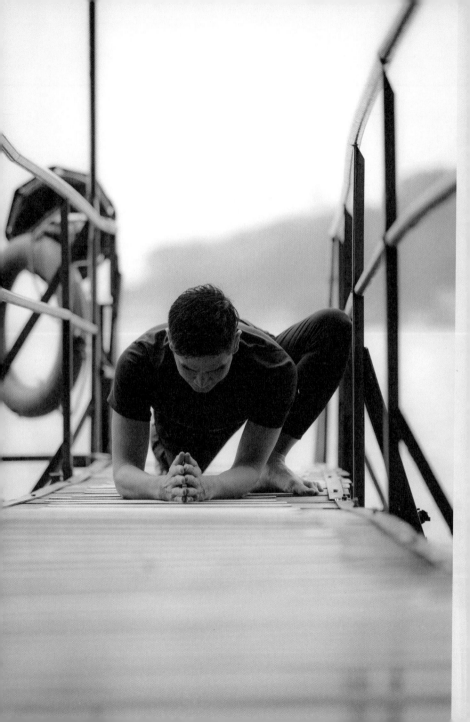

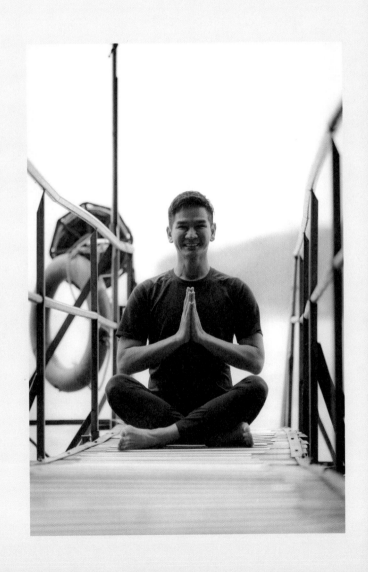

# 生命本身就是一份禮物

苗延瓊醫生
香港精神科專科醫生

有些關心我的案主問我:「醫生,你一天到晚聆聽那麼多不開心的事,你如何減壓?」這是一個很好的問題。

我在 1988 年畢業於港大醫學院。完成了一年實習後,在翌年正式成為精神科醫生。我是一個運動低能兒,所以不喜歡運動,但是,我在 2011 年開始私人執業後,高強度的壓力以致我無法負荷,「我一定要想辦法幫助自己!定期做運動已經不再是願意與否的問題,而是生死存亡的問題了!」當時我是這麼想的。

就這樣，我決心開始做運動。

我選擇了瑜伽，每天總是上 7 點最早的課。我希望用從瑜伽學習得來的正能量，感染我那天遇上的案主。第一個月是最煎熬的，我每天早上都需要以意志力跟睡魔搏鬥，然而，習慣的力量很大，隨後，我輕鬆不費力就從床上起來，開開心心上早課。

數個月後，我逐漸感受到早上瑜伽課帶給我的好處——情緒變好，頭腦清晰，坐骨神經痛獲得改善！

這期間，我立下了掌握「頭倒立」的目標。慚愧的是，我在學習瑜伽多年後，到 2020 年 5 月才能穩定地做到「頭倒立」的體式。

「你一切的問題：平衡力、手臂平衡、倒立動作，全都在乎你的呼吸和核心肌肉的強度！用呼吸去控制肌肉動作，慢慢及

循序漸進地做。」老師對我說。結果，我終於如願以償。

一行禪師曾經說：「學習佛法不必隱居山林，專注在自己呼吸的每一口氣，集中意念在當下，任何一個簡單動作都能變得如奇蹟般令人喜悅，誘發人內心潛在的高尚情操：同情、慈悲、善良。」

現代人只能在都市中練習瑜伽。對我來說，瑜伽是修行；在瑜伽墊子上，我要活在當下，不是跟別人，而是跟昨天的自己比較，對事物有鍥而不捨的精神，放下對自我的執著。

我聽聞 Chris Su 老師已久，但是，他的瑜伽課太難預約，直到 2021 年 10 月，我才有機會上他的陰瑜伽和頌缽治療工作坊，過程很是療癒。認識老師後，知道他曾出書，拜讀過老師的第一本著作《找回自己》，很認同他的信念——練習瑜伽的過程，就是要找回自己、認識自己、活出自己。

現今，在看似永無止盡的疫情中，有人面對失業的壓力，不少學生因長時間缺乏實體課和同學之間的互動，面對學習倒退和情緒抑鬱等問題。即便身為精神科專科醫生，疫情對我又何嘗沒有影響呢？

為此，每天修習瑜伽，是幫我面對生命逆境的養份之一！人生無常，疫情前認為理所當然的事，今日都可以變得難能可貴。感恩我還可以在嚴峻的疫情下在家修習瑜伽，體驗一呼一吸的生命氣息，感受生命本身就是一份禮物。

願大家生活在繽紛煩擾的都市中，都能從瑜伽中得到靜心的力量。Chris Su 老師這本書，為他為她，也為你和我而寫，相信我們一定能從中獲得一份滋養與啟發。

# 順應自然，活出生命

林翠華教授
香港中文大學醫學院精神科學系

香港是一個以「忙」聞名於世的都市。美麗的海港線，襯托著起伏的山巒及摩天大廈，確實有一種懾人的魅力。作為生活在這個繁忙都市的人，我常問自己——大家追求的到底是什麼？

五光十色的生活、忙碌的日程表，提供了大量感官刺激，亦牽動著人的情緒反應。當事情並不如自己的預期發展，很多時候，我們會變得焦慮、沮喪，情緒和精神健康自然受到影響。在香港，每六位成年人當中，至少有一位患上情緒病，

而生活壓力，正是誘發焦慮和抑鬱的主因。

要紓緩壓力對身心的影響，認識自己的情緒反應，找尋合適的紓緩方法，是療癒基礎。

如今，瑜伽練習已被公認為有效的減壓良方。我參閱過往二、三十年關於瑜伽對情緒調節的醫學研究後，得悉有相關臨床研究，支持瑜伽對精神健康有正面的影響，且瑜伽的體式及呼吸練習，亦對減低抑鬱和焦慮症狀有一定效果。研究結果亦顯示，瑜伽有助部分慢性機能痛症及癌症康復者減低情緒徵狀，進而提高生活素質。

從神經心理學的角度，瑜伽如何能影響情緒調節的機制？

當情緒響起警號時，正是提醒我們要警惕，認識壓力來源，找出應對及自我調息的方法。這就是心理學常用名詞：fight, fright or flight。可是，情緒失控就好像脫韁野馬，不能自控。

瑜伽練習中的呼吸、靜觀、體式及冥想，能在不健康的循環中發揮作用。瑜伽無論是體式或呼吸練習，都在訓練專注力，和對自身情緒表徵的自省敏感度。這種專注靜觀加上靜心與放鬆，讓人脫離焦慮和抑鬱的情緒，進而將心思投放至較為正能量的活動上。

與此同時，在一些大腦掃描的研究中，長期進行靜觀和瑜伽練習的人士，他們的大腦額葉（frontal lobe）和腦島（insula）的聯繫都較一般人強。這和專注力、自我認識及情緒控制，都有相互關係。由此可見，瑜伽練習除帶給我們身心放鬆及良好感覺，背後也伴隨著腦部功能的相關反應。

在《都市人的瑜伽：創造個人的療癒》一書中，Chris 以不同的角度，引領讀者探索身心健康之道。我特別喜歡他情緒管理的概念：外在環境未必憑個人意願可以逆轉，但我們可以學習靜觀自己，洞悉情緒困擾的來源。

持之以恆的靜心練習，是情緒健康的不二法門。但知易行難，特別在這個忙碌的都市，人們煩惱的也許正是——怎樣才能抽出一點兒的時間與空間，作靜心練習？Chris 在書中提出了很多瑜伽修練的小方法，讓讀者能從百忙之中，選擇適合自己的入門之道。

Chris 以細膩的筆觸，闡釋瑜伽的生活哲學；瑜伽不止於體式，而是尊重生命本質的一種探索，以順應自然的態度，去活出生命。本書沒有長篇大論，亦未以艱深的理論來取悅，卻能在章節鋪排中，滲透瑜伽生活的奧妙。

作為繁忙的都市人，不管你身心有什麼需要，也可試試每天做一些練習，也許會發現意想不到的效果。

# 靜心，都市人的療癒密碼

許多讀者朋友閱讀《找回自己》——我的第一本書後，都紛紛帶著好奇心來問我是如何透過正念陰瑜伽感受到真實的自己，並且帶著靜心的品質活在當下？其實，法門都在自己身上。

在凡事皆要求高效率的都市生活裡，我們不得不過上快節奏的生活，這意味著我們同時失去空間——生活空間、心靈空間；失去空間，亦意味著失去自己，我們難以感受到自己的肉體、精神、心與靈的真實感受，以致生活不僅偏向陽性，更是在備受打壓的社會裡頭迷失自己，過著庸碌的日子，以

致身體與生活皆陰陽失調，加上不知不覺的被情緒操控著言行舉止，生理與心理皆備受傷害，以致社會問題越發嚴重。

覺察、覺知、覺悟，是找回自己的三大要「覺」。我的第二本書《都市人的瑜伽：創造個人的療癒》，以集合陰瑜伽、解剖學、中醫等理論與實踐的內容，帶領人們了解內在因素與外在環境的相互作用，進而明瞭大宇宙與小宇宙相應與合一之重要性。

本書共有六個章節，文字深入淺出，內容易於消化，讀者可透過目錄找尋對應自己當下心境的內容進行閱讀與操作。實踐分為簡易與深入兩部分，是瑜伽入門書籍，也是資深瑜伽修行者隨手翻閱就可在心靈上收穫滿滿的精神食糧。

閱讀此書，你不難發現我的法門就是 —— 靜心！很多人以為靜心即靜坐，對我而言，靜心是生活，雖為「靜心」，但可動亦可靜。它是一種心靈療癒的處方箋，心若躁動，外在

的世界就跟著紛亂；心若平靜，再大的紛亂也能處之泰然。而靜心的目的，是培養我們保持覺知，看清自身的無意識狀態，進而帶著意識與身心靈連結。

陰瑜伽與靜心是對營營役役的都市人的福音，練習的過程是給心騰出空間，去聆聽與感受身體與內心，並透過呼吸法感受當下即平靜的狀態──一股我們在慌忙的心亡時代所遺失的力量！

祝願你我皆在繁華的都市中找到自己的療癒密碼，活出自己，亦活得自在。

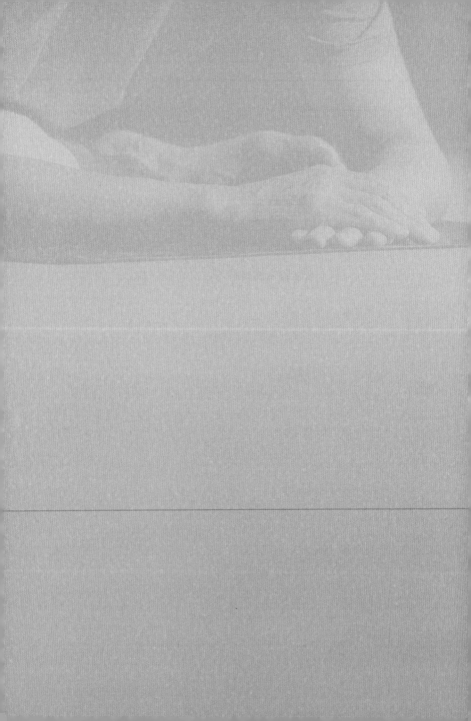

# 第一章

# 忙與盲

在都市裡修行

都市，是人類文明的標誌，
從馬車代步到高速公路發展、私人汽車與
公共交通系統的普及，本是順應人們對
環境質量有所要求而發生。
人類享受著經都市化洗禮的輝煌時代，
享受著城市的繁華，在看似嚮往的生活同時，
都市裡亦夾雜著不和諧的聲音，
那是無聲的吶喊，透露出聲聲的無可奈何，
卻同時存在著堅韌且剛毅的生命氣息！

## 繁華裡不和諧的音調

2019 年末，新冠肺炎在全球肆虐，我在 2020 年 7 月從香港回到馬來西亞一段日子後，又在 2021 年 7 月回到香港教課。雖早前在香港教課的日子不長，但這次逗留時間較長，足以讓我深刻體會到當地人來自四方八面的壓力。

香港是全球金融重鎮與主要港口，這裡住著大量人口，穿梭在大樓林立的中環商業區。我又想起那些在電影裡看到的劏房、「鐵籠」與「飛機艙」，人們每月要為壓迫的空間支付數千港幣租金，裡頭沒有私人空間可言。離開狹小的環境，街道人潮湧動，香港朋友說，「外人也許覺得不可思議，但對自小在這樣的環境中生活的香港人來說，早就習以為常」，我不禁思索，這「習以為常」對一個人的身體、精神與心靈健康是否會造成影響？

我試著聆聽香港學員與朋友的心聲，聽到一種存在於都市裡共同的聲音。

我的瑜伽課堂不乏九十後的學員，他們似乎從小就面對許多壓力：自進入幼兒園到小學、中學、大學，除了來自學業的

壓力必須考好成績，還有來自同儕、手足、鄰家孩子的比較壓力；等到大學畢業初涉社會，就得面對就業壓力，工作必須比任何人認真與努力、懷裡必須揣抱著升職加薪的遠大目標才稱得上有上進心。而如今「加班文化」越來越嚴重，受薪一族為了保住飯碗，只好犧牲個人時間與空間，以致都市人的精神壓力越來越高，幸福感卻越來越低。

住在處處充滿誘惑、消費極高的都市，卻領著微薄的薪水；初涉社會，才勉強養活自己，就要扛起供養父母的責任；更讓他們難以理解的是，工作三兩年就到了所謂的「適婚年齡」；結婚，意味著男的要有樓有車、女的要有子趁早生，無論男女，都面對催婚、買樓、生孩子等壓力。

按照社會普遍標準既定的人生規劃前進，當了父母，又把從前的經歷複製到下一代身上，為人父母的責任與壓力沒來得及卸下，繼續壓在肩上。

我出生於馬來西亞，在我年幼的時代，孩子七歲才上小學，或提早一年接受學前教育（Preschool Education）。所謂的「幼兒園」本是為了在上小學前進行教育及能力開發，但隨著雙薪家庭越發普遍，剛出生不久的嬰兒就要急著報名上幼前

班，像是變相的托兒所，更是為了不讓孩子「輸在起跑線」，因為報讀好的幼兒園，才有機會上好的小學；上了好的小學，才能上好的中學、大學，甚至到海外深造。「望子成龍，望女成鳳」，許多父母為著不「辜負」或「虧欠」孩子，都盡最大的努力，讓孩子擁有別人家孩子都享有的「福利」。

從前，在政府學校求學是正常事；如今，上國際學校、讀名校、到海外留學成了風潮。現實生活中，大多數人的經濟能力只能供給孩子在政府學校上學，然而名校與海外留學卻成為大多數人所追求的，這也許就是上一輩和年輕一輩之間的學識差異造成對青少年的影響：沒有受過高等教育的上一輩希望知識改變命運，一味要求小孩考試拿高分，還要精通幾樣課外活動，卻不曾體會到現時小孩面對的學業壓力，對小孩提供不到實際的建議和鼓勵。

許多傳統的華人家庭都是抱著「養兒防老」的心態生育，偏偏，下一代的青少年有很多收入不高，初涉社會便要開始交家用，積蓄所剩無幾，根本儲不了錢，自然被生活的壓力捏著喉嚨。

## 「我很好」

德國 CBD 公司 Vaay 在 2021 全球壓力最大城市的調查中，根據各城市的政府、城市、經濟、健康四大因素，其中包含城市安全、失業率、污染水平、人口密度、社會保障、心理健康、醫療保健等等 15 項壓力指標，對 500 多座城市進行評估後，再把全球 100 個城市的壓力從最小到最大進行了排名。

出乎意料的是，馬來西亞吉隆坡的平均總分數是 59.4 分，全球排名第 25，略高於第 26 名的美國紐約及第 27 名的香港。「對未來感到疑惑」是香港人的主要壓力來源，逾半受訪者（53%）將 2020 年 12 月的壓力歸因於此，「個人財政」（37%）和「害怕感染新冠肺炎」（35%）則是另外兩大壓力來源。

根據香港統計處入息審查，只有 10% 的打工族月入 3 萬港幣以上，這 3 萬收入要供養父母、租樓、拍拖、生活開銷，勉強還能有一點儲蓄。而香港人平均薪金約 1 萬 5 千至 2 萬港幣，這意味著有 90% 的香港人是低收入的打工族。馬來西亞亦然，調整貧窮線的計算標準後，赤貧家庭數目大增，國民在 2020 年的平均薪資下跌了 9%，以致人們不得不身兼數職。

都市人每天承受無法對人訴說的壓力，久而久之對未來不抱希望，面對他人「你好嗎？」的問候，這從來就不是「好」或「不好」可以回答的問題，卻為了假裝自己還可以，所以說出「我很好」。

正因先進與奢華的城市生活讓人嚮往不已，城市化程度因此不斷提高，如今，全球一半以上約 42 億人口皆是城市居民，這數字估計還會持續上升。複雜的城市生活亦對人們的精神健康產生負面影響，這是因為資源緊缺，成本上升，物價上漲；交通擁擠，道路堵塞；房價不斷攀升，貧富差距拉大；噪音污染、光污染、空氣污染，加上人與人之間的關係疏離、無處不在的壓力等問題，讓都市生活質量下降，人生充滿苦惱。

德國精神病學家與壓力研究專家馬茲達‧阿德里（Dr. med. Mazda Adli）認為，壓力會損害我們的精神以及身體健康，由壓力引發的憂鬱症已經成為世界範圍內的常見疾病，城市對此並不能免責。

我有一位在香港發展的女性朋友跟我說，壓力除了令女生臉上易長痘子，還會導致脫髮，且造成氣堵，影響消化系統

（胃痛）和呼吸系統健康。許多學員在瑜伽早課中做完呼吸法後會流鼻水、打噴嚏，這說明人們的呼吸系統早就出現問題。

現代都市人的生活方式讓人長期處於高壓、緊張、焦慮的情緒之中，且無法排解，情緒起伏很大，容易感到煩躁、精神萎靡、注意力渙散、記憶力減退以及判斷力變差，遇事就慌，很難靜下心來思考如何解決問題，更影響人際關係，嚴重的話還會產生幻覺。

人們常常將人際之間的紛爭歸究於「情緒管理」，但其實，情緒的來源很多時候是因為承受無法負荷的壓力。只有深入了解壓力根源與它對身心造成的影響，並尋找適合自己的法門，如透過瑜伽、運動、支援團體、接受專業輔導等幫助，才能有效的管理情緒、紓解壓力。

## 睡眠壓力

對絕大多數人來說，經濟收入是影響幸福感的主要因素，它影響一個人的生活質量、生活節奏、生活空間，更限制了一個人的自由。城市寸土寸金，在香港，常見一家四口到六口住在 300 來呎（約 30 多平米）的房子裡，人們承受著生活空

間上的壓力。

疫情爆發前，很多餐廳酒吧都營業到清晨，好讓人們下班後有地方收容自己，而回家只為了睡覺；小朋友呢，有不少在成年離家前沒有自己的臥室，因而也沒有隱私，更別說有條件培養自己的興趣愛好。

大腦是人類千萬種複雜身心活動的指揮中樞，它在清醒時忙得不可開交，到了晚上理應透過睡眠，讓大腦與身體恢復體力與腦力。根據大自然法則，人體十二經絡皆對應不同的養生時間（請參照第二章），都市人為了逃避壓迫的空間，在本該睡覺的時候徹夜未眠，長期睡眠不足，終究導致身體陰陽失調。

睡眠品質差、失眠或因捱夜導致睡眠不足，不但會造成疲勞，還會引起不同的問題，例如肥胖、記憶力差、皮膚差，甚至增加患心臟病和癌症的風險，例如乳腺癌及大腸癌等等。倘若你面對睡眠問題，建議在睡前以簡單的瑜伽練習協助自己盡快入睡，改善睡眠質量。

* 以下瑜伽動作可在地上或床上進行，可先預備枕頭或摺成長方形的薄被於旁邊備用。

# 靠牆抬腿式

靠牆抬腿式可深度放鬆身體和中樞神經系統，幫助入眠。高抬腿更能將日間積聚在雙腳的血液，回流到身體的主要器官，改善全身的血液循環，同時放鬆胸口，令呼吸更暢順及放鬆。

## ◎ 練習步驟

1. 從仰臥姿勢開始，把雙腳伸直靠牆，慢慢地把臀部調節至牆壁。可在臀部下方墊一張毛毯，協助盡量與牆壁貼緊，或稍微後移。
2. 上半身平躺在地板上，保持放鬆。
3. 雙手放在腹部上，感受呼吸與腹部起伏的節奏，並緩慢調整呼吸，讓呼吸逐漸慢下來。

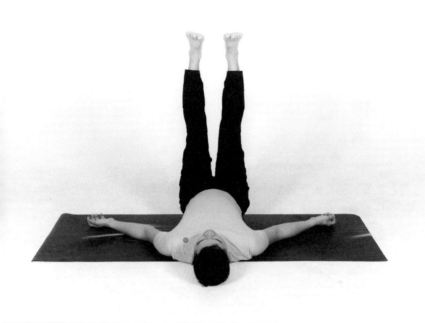

# 仰臥脊椎扭轉式

仰臥扭轉式能有效伸展脊柱，放鬆緊繃的背部肌肉群，也可達到按摩器官的效果，有助排毒，釋放緊張感和放鬆神經系統，消除疲勞之餘，也易於入眠。

## ◎ 練習步驟

1. 從仰臥姿勢開始，彎曲左腳，右手放到左膝外側。
2. 吐氣時，慢慢把左腳倒向右邊，並保持肩膀放鬆。可以在左腳下墊枕頭，緩和任何不適感。
3. 感受呼吸的節奏，保持 1-3 分鐘，然後換側。

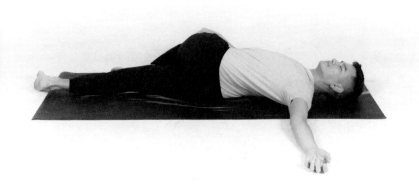

# 仰臥蝴蝶式

在放鬆的狀態下打開髖部及修復周邊組織，有效協助辦公室久坐族放鬆脊柱和背部的緊張，促進血液循環，改善消化和呼吸系統，且有助調節神經系統，讓人更易入睡。

◎ 練習步驟

1. 從仰臥姿勢開始，彎曲雙腳，打開雙膝，並放在兩旁。如果感覺大腿內側不適，可以在大腿外側墊小枕頭或毛毯。
2. 雙手放在腹部上，感受呼吸帶來的平靜，停留 3-5 分鐘。

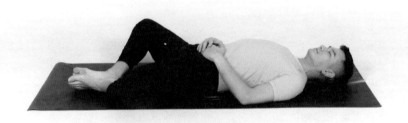

## 公共交通的壓力

要體會一個城市究竟有多繁忙與擁擠，那就去乘搭交通工具。無論是哪座城市，你皆可在上下班時間的地鐵站裡，感受到空間的壓迫、緊張與匆忙。我在香港的地鐵站內，每當聽到「請不要靠近車門」的粵語廣播聲時，身後就會即刻傳來急促的腳步聲，人們似乎拚盡全力，要趕在地鐵關上門的前一秒，以光之速度衝進車廂。

無論我是否願意擠進那班車，身後的人都會把你推進去，此時，車廂就像巨大的罐頭，人人都是裡頭的一尾「沙丁魚」。人們在車廂中沒有交流，加上長期面對種種壓力以及無法宣洩的情緒，許多人都沒有意識到自己心輪鎖緊、呼吸急促、防衛心也變得很重，情緒一觸即發。如遇上不戴耳機看視頻、大聲講電話的乘客、不讓座等狀況，都是引發情緒爆炸的契機。

我有學員說，那種在車廂中被人「夾住」的感覺，讓他失去了自己的空間和安全感，心裡有一股無以名狀的害怕，幾乎要哭出來！長期經歷這樣的身心煎熬，很可能會演變成焦慮症或其他精神疾病，於是，他決定上班時早五分鐘出門，以放緩步伐。

人們在車廂中沒有交流，加上長期面對種種壓力以及無法宣洩的情緒，許多人都沒有意識到自己心輪鎖緊、呼吸急促、防衛心也變得很重，情緒一觸即發。

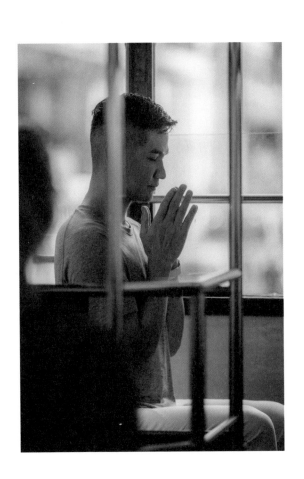

英國赫特福德大學的心理學家理查德·懷斯曼（Richard Wiseman），曾在 2007 年對世界上 32 個城市的路人進行行走速度測試，參加測試的人員要一個人在寬闊、繁忙且沒有障礙的人行道上行走，過程中不能打電話，不能提著很重的公事包。研究成果顯示，新加坡人的行走速度是以 10.55 秒走完 20 米，與上世紀九十年代相比提高了 30%。

## 練習一：行走時的靜心練習

行走本是有益身心的事，關鍵在於身心連結當下。想在繁忙的街道上保持祥和的心境，就要練習專注；專注的行走，一步一步的走，然後把覺知放在呼吸上。此時，行走，即靜心。

2011 年，藝人陳坤透過「行走的力量」，倡導通過「止語」，「在行走中內觀自我，喚醒內心力量」。當我們行走時，我們就純粹的行走。釋迦牟尼說：「不悲過去，非貪未來，心繫當下，由此安詳。」

**益處：**
培養身心合一的專注力，保持當下的覺知，調節神經系統及消化系統，增加肌肉及骨骼的保護。

**方法：**

1. 提前 5-10 分鐘出門，避免讓自己處於匆忙的「趕節奏」。

2. 行走時，勿使用手機，視線保持向前，觀注呼吸與調整步伐，盡量保持心情放鬆。

3. 持續練習，將發現身心在繁忙的街頭也能平靜下來。

## 練習二：地鐵站內的靜心與覺知

盡量提醒自己放緩腳步，用心感受與發掘城市的魅力。

**益處：**

減輕緊張的心情，培養內心的覺知能力。

**方法：**

1. 提早醒來，提早 5-10 分鐘出門，調整上班節奏，不趕，心便不慌不亂。

2. 在地鐵站內放慢腳步，觀照自己的情緒，把專注力放在呼吸。

## 噪音，也是一種壓力

但凡讓自己感到不舒服的聲音，都是噪音！第一次世界大戰後，現代化的敏銳觀察者庫爾特‧圖霍夫斯基（Kurt Tucholsky）如此描述噪音——「噪音，是來自他人的聲音」。

根據世界衛生組織統計，噪音是排在空氣污染之後，第二影響人類的主要環境壓力。我在香港教課期間，住在中環 600 方呎的單位裡，這對許多香港人來說是奢華的享受，然而在窗外，繁華鬧市鏗鏘的建築工程聲此起彼落。

在壓力心理學中，長期接觸噪音會影響健康，干擾性的噪音會導致腎上腺素、去甲腎上腺素和皮質醇等應激激素的分泌，人們面對噪音越焦慮，應激激素就分泌得越多，除了導致聽力障礙、睡眠障礙，還令凝血能力及血液的糖分和脂肪含量增加，進而增加患心臟病和中風等心血管疾病的風險。噪音對身體健康的最重要影響還包括心理方面，如注意力減退或神經質。

除城市中的日常噪音，擁擠的住屋更使環境噪音侵入家裡，干擾我們休息。像樓上家小孩總是情緒失控，大喊大叫，日

夜在屋裡跑跳；又或把電視聲音開得很大的鄰居、唱卡拉OK的鄰居、家庭總是充斥著吵鬧打罵聲的鄰居；甚至半夜裡在住宅區街道上轟鳴的賽車聲，這些噪音都是我們難以屏蔽的聲音壓力。

噪音會影響情緒，情緒不好，我們還能好好休息與睡眠嗎？想想看，對本來就很難入眠的人來說，難得入睡卻被樓上或街道噪音驚醒的那一刻；或忙碌一天回到家，想要好好休息培養入睡的情緒時，卻傳來吵罵聲，我們真能好好休眠嗎？此刻，你是否意識到自己心跳急促、情緒不耐煩甚至變得暴躁？

呼吸的節奏與內心的情感（情緒）有關，當我們心情緊張時，呼吸會變得急促短淺；當我們感到憤怒時，呼吸會很大波動；當我們害怕時，我們會屏住呼吸；唯有當我們處於靜心的狀態下，呼吸才是平順喜悅的。

呼吸，看似簡單，卻隱藏著深奧的哲學。當年我在印度修煉瑜伽時，每天要進行 1 小時半的瑜伽呼吸法，藉以練習覺察與觀照，即在察覺自己情緒不穩定時，就以呼吸來平復心緒。畢竟，長期進行不適當的呼吸，不但會影響大腦的正常操作，同時也會引起慢性疾病及情緒疾病等問題。

然而，呼吸可能僅僅暫時提供你安撫情緒的方法，倘若你已嘗試過許多方法解決鄰居噪音滋擾問題仍不果，我還是建議你離開不舒服的環境。

* 熟練基本的呼吸法後可順利引導你進入各種配合坐姿的調息法，請參照第五章。

## 練習一：深度放鬆

呼吸時切勿用力，過程盡量保持身心的覺知，去感受呼吸為身心所帶來的平靜與喜悅。每天進行練習，你所感受到的不僅僅是身心放鬆，還能為生命帶來無限的力量。

**益處：**
紓緩緊張，提升睡眠品質，減輕負面情緒，放鬆全身肌肉，緩和心跳及呼吸節奏。

**練習方法：**
1. 躺下來，輕輕閉上雙眼，把右手放在心中央，左手放到下腹位置。

2. 把專注力帶到呼吸上，吸氣時，感覺腹部緩慢鼓起；吐氣時，感覺腹部下降，以及心中央變得很柔軟。

3. 過程約 5-10 分鐘，全程使用鼻子呼吸，重複地感受呼吸。

## 練習二：在大自然靜心

越來越多人渴望回到大自然，是因為當人踩著大自然的大地，呼吸著清新的空氣，吸收樹林的芬多精，讓暖和的陽光照在身體上，加上徐徐微風，總是讓人心曠神怡，呼吸也特別舒暢。

此外，綠色對應心輪，可以安撫煩躁的一顆心，融入大自然懷抱，聆聽大自然的聲音，對療癒疲憊的身心有一定功效。

建議你離開都市後盡量不刷手機，不曉得你是否發現，社交媒體如今充斥各種情緒，看多了媒體的負面新聞，會讓人感到力不從心；聊八卦只會徒增煩惱，而沉迷電玩、飲酒、暴飲暴食或購物，很多時候是為了逃避現實而成癮。忙碌的都市生活非常需要優質的靜心時刻，週末盡可能安排時間到大自然淨化身心。倘若與人同行亦應盡量止語，畢竟，人們一開口就多聊是非，徒增煩惱心。

**益處：**

放鬆及療癒身心，培養放空的力量，即使回到鬧市中，也能憶起平靜的感覺。

**方法：**

1. 步入大自然，放緩腳步。
2. 閉上眼睛，感受一呼一吸，把注意力放在眼前綠色的植物上。
3. 找塊草地，赤腳在草地上行走，能有效排除身體不適的能量，甚至把自己想像成一棵扎根於大地的大樹，穩固的與天地連結。
4. 找個地方坐下來，閉上眼睛，感受呼吸及聆聽大自然的聲音。

**練習三：海洋靜心**

藍色讓人感到平靜，因此，海洋能讓人心變得柔軟。

**益處：**

安撫心靈，讓壓力可以得到適當的療癒。

**方法：**

1. 放鬆身體的每個部位，閉上眼睛，感受海風輕撫臉龐。

2. 靜心聆聽海浪的聲音，讓心安靜下來，感受當下的力量。


## 職場壓力

都市上班族幾乎都逃不過工作超時的命運！在中國，有所謂「996 制度」，即早上 9 點上班，晚上 9 點下班，每週工作 6 天，甚至「假日值班」成為普遍的職場現象，導致人們工作過勞。例如日本更是將加班文化發揮到極致的國家，因而有了「社畜」一詞。

我有些從不「OT」的朋友，準時上班下班，是他學習愛自己的第一步。「工作永遠做不完，所以要學會分配時間，多學一些技能提升效率。要懂得在每天為自己保留最少兩小時的『me time』，即私人空間，用來做自己喜歡的事、能夠感受到自己的事。」

要做到這一點並不容易，「人在江湖，身不由己」，人總是傾向服從權威。1961 年，耶魯大學心理學家米爾格倫（Stanley Milgram），為探究納粹軍人以「服從」作為屠殺暴

行的辯護理由是否合理，展開了「米爾格倫實驗」（Milgram experiment），測試當權威者向參與者下達違背良心、傷害他人的命令時，參與者會選擇抵抗壓力，還是服從權威。實驗發表 50 年後的當今，波蘭 SWAP 大學的社會心理學家重做實驗，測試現代人會如何反應，結果和半世紀前一樣——人類總是服從權威。

無論服從權威是為了保住飯碗，還是為了向公司表達忠誠，當生活被工作填滿時，就意味著生活素質下降，壓力提升，內心深處的情緒日復一日積壓，造成生理及心理上種種問題。

有些國家的職場更對女性較不友善，男女待遇不平等，諸如此類的現象，最先引起的是情緒問題。在職場與人際關係中潛伏的哀怨、委屈與憤怒，最終只有兩條出口。其一，報復在陌生人身上，這也是為何公共場所的衝突越來越多，只要稍微大聲說話或走路時碰撞到對方便一觸即發；其二，積壓成疾，「百病生於氣」，根據中醫的理論，七情會傷害臟腑。

近十年來，靜心冥想成為世界各地都市人身心療癒的密碼。最基礎的方法是專注在呼吸上，面對情緒，不要及時做出反應，尤其在職場衝突發生時，我們要回應的僅僅是自己的情

緒，而非做出有效解決問題的行動。因此，無論在任何處境，覺察到心中情緒翻滾時，盡量提醒自己深呼吸，因為呼吸本身就自帶靜心冥想的功效，能讓自己在一呼一吸間，帶著平靜的力量化解危機。

## 練習一：呼吸靜心

**益處：**

學會愛自己，整理及釋放內心積壓已久的負面情緒。

**方式：**

1. 找一個安靜的地方，以舒適的坐姿或平躺下來，平靜地呼吸。
2. 閉上眼睛，首三個呼吸，用鼻子吸氣，然後用口緩緩呼氣。
3. 自然地呼吸，以旁觀者的角色去觀察呼吸。
4. 慢慢把覺知帶到全身各部位，覺察及放鬆緊繃的肌肉。
5. 維持 5-10 分鐘即可逐漸回到平靜。

\* 透過呼吸靜心，更易引導我們進入靜心冥想的階段，並藉由靜心冥想，培養更深與更敏銳的內在覺知能力，從而擺脫情緒控制。

## 以寬容心面對人與人之間的衝突

人與人之間本來的真善美,如今卻變得那麼冷漠。我明白在一個壓迫感極重的都市裡,無論你身在哪個角落,每天都會碰上一些只為了雞毛蒜皮之事而產生的衝突。衝突,往往是因為心中一口無法宣洩的悶氣、怒氣,當任何一方都不能往後退一步時,就會釀成悲劇。想要平息內心的海嘯,首先要安頓好自己的一顆心,同時培養以同理心和寬容心面對他人的能力,只要能夠在衝突之前維持幾個深呼吸,很可能就會化干戈為玉帛。

## 練習一:打造內心的靜謐之地

**益處:**

培養愛與慈悲心,觀照自己的言行舉止;培養同理心,維持人與人之間美好的關係。

**練習方式:**

1. 覺察到自己與他人正處於緊張狀態時,馬上保持對自身情緒的覺知。
2. 必要時可以退一步,以緩和人與人之間的衝突。

3. 事後要省思，從中學習及寬容他人，把祝福送給自己與他人，轉化痛苦。

## 練習二：「 我值得被愛，我值得擁有！」

### 益處：
釋放內心的印記，重新接納自己，拿回內在的力量。

### 練習方式：
1. 穿上寬鬆舒服的衣服，在安靜的地方以自己感到舒適的姿勢練習。
2. 閉上眼睛，把右手放到心輪（胸口中央位置），左手放在臍輪（肚臍下方）。
3. 緩緩深呼吸，每一次呼氣時，緩慢地把氣吐出。
4. 重複以上步驟，直到感受到心裡舒暢時，對自己說「我值得被愛的，我值得擁有」。

## 練習三：品茶靜心

多年前在中國授課時，每當休息時，館主們都是以茶招待，而我第一次品茶的感受，就是在喝茶後的那一刻，感覺茶中

的香味在口腔飛舞，同時身心也很快緩和及平靜下來。對我而言，品茶就是靜心冥想的前奏。

「茶禪者，以茶參禪、以禪修身之謂也。」禪就在生活中，品茶，也是禪修，我們可透過品茶來作為內觀的法門之一；從把茶倒入杯中，慢慢喝下，感受茶香、茶的溫度，茶從口腔順入喉嚨的感覺，全程專注於當下的每個動作與感受，自能從茶中對人生有所參透。

**益處：**
放空，放鬆身心及培養內在的集中力。

**練習方法：**
1. 準備一張椅子，脊柱保持直立，輕鬆坐直。
2. 選擇自己喜愛的茶類，泡茶的每個步驟都要有意識地放緩速度，把專注力放在品茶的每個細節中。
3. 每喝一口茶時，把眼睛閉上，自然地呼吸，感受呼吸與內心的平靜。

## 壓力，也是動力

一座城市的節奏是由城市的氛圍組成的，倘若我們改變不了城市的氛圍，那就應以調整心態來適應環境。也許，集合每一個人改變自己的力量，日後就很可能改變社會風氣。

改變，是為了培養內在的力量，斬斷社會扭曲的觀念對自己的影響，有勇氣離開不舒服的環境，去創造美好的人生。首先，要弄清楚壓力來源，接著再以瑜伽精神、運動、正念與飲食，在生活中找到平衡點，進而選擇個人能承受的壓力水平的生活，才能把都市變成宜居的地方。這過程同時也是在實踐斷捨離的精神。

很多人誤以為瑜伽僅僅是鍛煉身體的體位法，其實瑜伽在促進與改善身體安康的同時，也能讓你在鍛煉的過程中取得內心的安寧。慢慢地，瑜伽成為精神與生活態度，引導人回歸內在，追尋生命本源，並啟迪生命與生俱來的智慧。

所以斷捨離，就是「斷絕不需要的東西；捨去多餘的事物；脫離對物品的執著」，這在 2010 年成為日本社會的流行語。它是「沖道瑜伽」創始人沖正弘於 1976 年倡導的瑜伽理念，

其最終目標在於喜悅生活，不做污染心靈的事，並積極實行對身心有益的好事情。其弟子山下英子，通過瑜伽參透放下心中執念的修行哲學──「斷行，捨行，離行」後，不遺餘力地將斷捨離精神普及到世界各地。

任何物體都存在能量，我們常因不捨而讓能量滯留。去年從香港返馬後，因為疫情，我在馬來西亞居留時間頗長，期間，我靜下心來，整理堆積在家裡的雜物時，感受到那過程如同整理自己的內心，我捨去過往某些想要藉此留住回憶的物件時，也清空了內心複雜的情感與念頭。我深深地體悟到，在騰出家裡空間的同時，我也斬斷了執念。念不除，就徒增煩惱；除掉執念，等同於捨棄無用的能量，方能離開不適合自己的人事物，為內心騰出空間。

周遊列國教課，穿梭在各大城市中時，我經常想起木心先生寫的《從前慢》──

記得早先少年時
大家誠誠懇懇
說一句是一句
清早上火車站

長街黑暗無行人

賣豆漿的小店冒著熱氣

從前的日色變得慢

車、馬、郵件都慢

一生只夠愛一個人

從前的鎖也好看

鑰匙精美有樣子

你鎖了，人家就懂了

後來，「從前車馬很慢，書信很遠，一生只夠愛一個人」這
句話，在社交媒體上流行一時。表面上是人們羨慕愛情的純
粹、美好與專一，然而，這更像是人們在生活節奏越來越快
速的時代裡，內心渴望與追尋寧靜致遠，又因這在現實世界
早已不復見而燃起緬懷。

也許，我們再也回不去從前慢的時代；也許，打從九十後開
始就沒有感受過從前慢的美好。身在都市，修行的意義就是
帶著瑜伽精神來修身、修心，了解與體悟宇宙萬物、陰陽平
衡之重要性，藉著靜心、冥想，回歸內在的真實自我，發揮
瑜伽「小宇宙」與「大宇宙」的聯結本意，體悟到神就在自
己生命中，方能在都市為自己創建靜心場域，在煩躁不安中
療癒自己。

# 第二章

# 陰與陽

宇宙萬物皆有陰陽

陰瑜伽（Yin Yoga）是以中國經絡理論為基礎，
並結合印度瑜伽體式所發展出來的一系列瑜伽體式。
瑜伽源於古印度，最早是從梵語「yug」或「yuj」而來，
含意是「一致」、「結合」或「和諧」。
正念陰瑜伽，則是在陰瑜伽中融入佛家正念與
內觀智慧，形成一套遵循自然規律的瑜伽系統。

## 沒有絕對的陰陽

瑜伽起源於 5,000 年前印度北部的喜馬拉雅山麓地帶，當時的印度高僧為追求天人合一的境界，經常僻居於原始森林，靜坐冥想，並在大自然中發現動物天生具有自癒、放鬆及保持清醒的方法，於是他們觀察動物的姿勢後進行模仿，創立出一系列有益身心的瑜伽體位法。

大約公元 300 年前，印度大聖哲、瑜伽之祖帕坦伽利（Patanjali）匯整了瑜伽所有理論和知識，透過《瑜伽經》記錄了完整的理論體系和實踐系統，印度瑜伽的基礎才真正成形，而瑜伽行法也被正式訂為完整的八支體系。

瑜伽經過數千年的洗禮演變出許多派別，當中哈塔瑜伽（Hatha Yoga）是最古老的門派，也是所有瑜伽的基礎。哈塔瑜伽中的「哈」（ha）代表太陽，「塔」（tha）代表月亮，太陽屬陽，月亮屬陰，所以，哈塔瑜伽也被稱為「陰陽瑜伽」。

瑜伽中的陰，是指事物穩定、不動和隱藏的部分；陽則指變化、運動、顯現的部分。世間萬物矛盾相對，是普遍存在的事實，人類追求並居住在繁華都市（陽），同時也追求大自

然的靜謐（陰），繁華與靜謐是矛盾又平衡發展的動力，正因如此，人類的生命也是在陰陽中尋求平衡。坊間的瑜伽大多屬於強化肌肉功能的陽瑜伽，在陽瑜伽的練習中，表層肌肉一般都是收緊的，難以鍛煉到深層肌肉。但生活在繁忙都市中，精神緊張容易導致肌肉繃緊，所以練習陰瑜伽更有利於放鬆。

陰瑜伽的創始人是保羅·葛瑞里（Paul Grilley），他在 1979 年學習瑜伽與解剖學後，向保羅辛（Paulie Zink）學習道家瑜伽，繼而跟日籍的本山博士（Dr Hiroshi Motoyama）研究脈輪和經脈。據悉，當時的美國人多是學習阿斯湯加瑜伽（Astanga Yoga），本是物理治療師的保羅·葛瑞里，將自己所學融會貫通，剔除了瑜伽中過多的「陽剛」元素，並以陰柔作為主旋律，讓練習者自陰瑜伽中取得平衡體內陰陽的能量，達到疏通全身經絡，活血養氣的效果。

在陰瑜伽的觀念裡，下半身屬陰，上半身屬陽，所以，陰瑜伽體式多以鍛煉下半身為主。相較於其他瑜伽，陰瑜伽的練習在每個體式中保持的時間相對長，過程必須專注於呼吸，以達到身體放鬆，清空雜念與執念，將陰瑜伽的修煉品質帶到日常生活中，使言行舉止都合乎陰陽平衡。

宇宙萬物皆有陰陽之分，也同時具備陰陽兩面，但要闡明的是，世間沒有絕對的陰陽，只有相對的陰陽，陰陽並非矛盾對立，而是相輔相成。在中醫學的觀念裡，疾病源自陰陽失調，生命活動是陰陽對立、互根、消長、轉化相互作用的結果，透過陰陽調和，便能獲得健康的身體。

## 身體層面的陰陽理論

| 陰瑜伽 | 陽瑜伽 |
| --- | --- |
| 身體前側 | 身體後側 |
| 身體的下半部 | 身體的上半部 |
| 提升關節的靈活性 | 收緊和強化關節 |
| 強調關節和體內的鍛煉 | 強調肌肉和表面的鍛煉 |
| 筋膜線、韌帶、肌腱 | 肌肉和血液 |
| 塑性 | 彈性 |
| 不柔軟，較少血液成分 | 柔軟較高，較多水分與血液成分 |
| 3 至 10 分鐘的伸展 | 幾秒鐘的保持 |
| 停留在恰當的體式 | 探索較大的拉伸限度 |
| 靜止、緩慢的 | 節奏、興奮的 |
| 培養內在的耐心 | 尋求變化、快速和移動 |
| 緩慢回彈 | 迅速回彈 |
| 體溫下降 | 體溫上升 |
| 心率降低 | 心率升高 |

## 內在層面（意識層、能量層與情感層）的陰陽理論

| 陰瑜伽 | 陽瑜伽 |
| --- | --- |
| 培養靜止、內觀和穩定 | 運動型、流動型 |
| 意識往內收 | 保持意識的警覺 |
| 減緩腦波的震動 | 促進大腦的興奮度 |
| 強調副交感神經系統 | 強調交感神經系統 |
| 接納、放下 | 努力、激勵 |
| 耐心、不批評 | 急切、激進 |
| 慈愛 | 競爭 |
| 觀察內在 | 外在行動 |
| 強化經絡系統 | 強化心血系統 |
| 非用力追求 | 強調達到目標 |
| 內心滿足感 | 抱負心強 |

## 臟屬陰，腑屬陽

陰瑜伽亦結合了中醫的經絡理論。中醫學的理論體系，是基於道家思想，以陰陽五行立論，處處皆體現了陰陽學說。所謂天地萬物本是一氣，分而言之則曰陰陽，陰陽中又細分為五行。

臟腑，是中醫對內臟的總稱，通稱五臟六腑，起著運行氣血、調節陰陽的最主要作用。

臟為「裡」，屬陰，人體內的五臟，即肝、心、脾、肺、腎，它們是人體內組織充實的器官，主要功能是生化和蓄存精、氣、血、津液，特點是藏而不瀉。五臟之外再加「心包絡」，即為六臟，因為心包絡與六腑中的三焦互為表裡，其病理變化又與心相似，因此常在針灸以外的醫術中被視為心的外圍，歸屬於心。

腑為「表」，屬陽，包括膽、小腸、胃、大腸、膀胱、三焦，是人體內中空有腔的器官，負責傳導飲食，既分工又協作，共同完成消化食物、吸收營養、傳導和排泄糟粕的過程，特點是瀉而不藏。此外，腦、髓、骨、脈、子宮統稱為「奇恆之腑」，功能似臟非臟，似腑非腑，形同於腑，功能又跟臟相似。

五臟六腑的機能是「表裡對立」和「生化剋制」的，每一個臟都會與一個腑成對，在功能上有密切聯繫、相互協調的作用。人的整體以五臟為主，配合六腑，以經絡作為網路；臟的經絡於腑，腑的經絡於臟，彼此經氣相通，互相作用。因此，臟與腑在病變上能夠互相影響，互相傳變。

## 臟腑的表裡關係

| 臟（裡） | 腑（表） | 關係 |
|---|---|---|
| 肝 | 膽 | 膽汁來源於肝。肝疏泄失常會影響到膽汁正常分泌；反之，膽汁分泌失常也會影響到肝。 |
| 心 | 小腸 | 心經有熱可出現口舌糜爛。若心經移熱於小腸，會出現小便短赤，尿道澀痛等症狀。 |
| 脾 | 胃 | 脾主運輸，胃主受納消化。因此，脾病及胃影響運輸消化功能，就會出現腹脹、消化不良。 |
| 肺 | 大腸 | 1. 肺氣肅降，大腸氣機則通暢，以發揮傳導功能；<br>2. 大腸保持傳導通暢，肺氣才能肅降；<br>3. 大腸傳導阻滯，會引起肺肅降失常，出現氣短咳喘等；<br>4. 大腸阻滯時，可宣通肺氣，以疏利大腸的氣機。 |
| 腎 | 膀胱 | 以腎為主，共同維持水液代謝的平衡。腎陽不足，會影響膀胱功能減弱，出現小便頻繁或遺尿；膀胱濕熱，又會影響腎臟，出現腰痛、尿血等等。 |

## 氣血、經絡與臟腑的關係

人體中的氣、血及津液，構成人體臟腑及經絡的生理功能。

如果把人體比喻成一棵樹，氣血就是營養，經絡是樹幹，臟腑是樹根。氣血透過經絡輸送營養到臟腑，也就是說，臟腑要在經絡順暢之下才能正常運作，氣血才能為身體帶來能量，並維持身體各部的功能，使它們相互作用和影響。倘若精氣不足，不僅五臟本身會虛弱，也會影響到六腑以及與之相聯繫的組織器官。

因此，陰瑜伽的鍛煉過程強調把專注力放在呼吸上。呼吸必須要緩慢、順暢，切勿「憋氣」、「閉氣」，以免肌肉繃緊，久而久之導致身體與器官受傷。

## 氣是生命的能量

「氣」，字型是「气」中有了「米」，即「穀氣」。穀，代表食物，人在進食後轉化出的動力，就是「氣」；中醫指的血，並非只是西醫所指的血液，而是泛稱體內的營養物質，除了保護五臟六腑，也能產生能量，即是「氣」。「血」與「氣」

是相互作用的，血若沒有氣，就難以流遍全身，滋養五臟六腑；氣也需要血做為載體，才能發揮作用。所以，氣血是一體的。

「氣」在瑜伽中稱為「Prana」，中文音譯為「般納」或「普拉納」。「Prana」是梵文，意思是「生命之氣」或「生命的能量」，它流遍全身以維持生命的所有活動。

## 瑜伽的五種氣與對應（表）

| 氣的種類 | 對應 |
| --- | --- |
| 跳躍投擲氣（Naga） | 打嗝，代表身體的跳躍、伸展，主要是關節的活動。 |
| 身體收縮氣（Kurma） | 眨眼，代表身體的收縮，以及各種腺體的運作。 |
| 控制饑渴氣（Devadatta） | 打哈欠，代表身體的飢、渴反應。 |
| 幫助呵欠氣（Krikala） | 打噴嚏，代表分散到全身的氣。 |
| 昏沉睡眠氣（Dhananjaya） | 心臟瓣膜的開啟與關閉，控制身體的睡眠和睏倦。 |

# 經絡，人體交通網

經絡，是經脈與絡脈的總稱，分為主幹和分支。經是主幹，即主要通路；絡為分支，有聯絡、網絡之意。

經絡遍佈全身，主要功能是將氣血、津液運行到人體所有臟腑、器官、孔竅以及皮毛、筋肉、骨骼等組織。經絡決定人體健康，一旦氣血不通，就會形成「氣結」或「氣堵」，久而久之，身體會出現酸、痛、麻、脹、腫，嚴重的話還會產生各種疾病。

凡事皆有因果。現代都市人生活日夜顛倒，有人在該睡覺的時間吃宵夜或加班，也有人在凌晨兩三點因心緒不寧或噪音滋擾而還在滑手機，長久下來，身體難免無法負荷。

每條經絡都對應一個運行最活躍的時辰。一個時辰為兩小時，每個時辰由一條經、一個臟腑值班，只要依循作息，就能達到養生功效。

## 十二經絡養生時間表

| 經絡 | 對應時辰 | 功能 |
| --- | --- | --- |
| 膽經 | 子時：晚上 11-1 點 | 進入熟睡，膽汁新陳代謝，以養護臟腑，讓免疫系統休息與進行濾毒。 |
| 肝經 | 丑時：晚上 1-3 點 | 造血時間，人需要熟睡肝臟才能進行排毒，即是解毒與造血。 |
| 肺經 | 寅時：早上 3-5 點 | 肺將肝血輸送到身體以滋潤。 |
| 大腸經 | 卯時：早上 5-7 點 | 起床後空腹喝一杯水，有助排毒。 |
| 胃經 | 辰時：早上 7-9 點 | 吃早餐，讓身體吸收營養。 |
| 脾經 | 巳時：早上 9-11 點 | 將胃中營養運送到身體各器官。 |
| 心經 | 午時：中午 11-1 點 | 午飯後小睡 30 分鐘可養心也靜心。 |
| 小腸經 | 未時：下午 1-3 點 | 對營養和糟粕進行整理和分送。 |
| 膀胱經 | 申時：下午 3-5 點 | 多敲打臀部、大腿後側，幫助疏通膀胱經。 |
| 腎經 | 酉時：下午 5-7 點 | 喝一杯水有助清洗腎和膀胱，預防腎結石、膀胱炎、腎炎等疾病。 |
| 心包經 | 戌時：晚上 7-9 點 | 血液循環旺盛時間，應好好休息。 |
| 三焦經 | 亥時：晚上 9-11 點 | 應當睡覺，除了養顏，也能擁有健康體魄。 |

## 瑜伽的三輪七脈

從經脈的概念，再延伸出氣脈、血脈、氣血脈。瑜伽中的「氣脈」（Nadis）代表人體中生命能量（Prana）的流通渠道，屬於精微能量身（Pranamaya kosha），即使解剖身體也看不見它們。然而，本山博士在其科學研究中檢測到，人體有電壓穩定的電磁流，流入神經系統附近，以證明氣脈的存在。

Nadis 一詞源自梵文，意思是「河流」，在瑜伽或任何靈性練習中，無論是體式（Asana）、調息（Pranayama）還是手印（Mudra）等，目的都是為了打通與淨化氣脈。

瑜伽理論認為，人體內有 7 萬 2 千條基礎氣脈，當中主要的有三條，即「中脈」（Sushumna）、「左脈」（Ida）和「右脈」（Pingala），它們管理人體整個能量身的氣脈系統。中脈從海底輪（Mooladhara Chakra）開始，貫穿身體的正中間，左脈與右脈則互相纏繞，沿著脊柱盤旋而上，在每個脈輪處相遇，最後交匯在「眉心輪」（Ajna Chakra）的位置。

右脈代表太陽，也代表著熱的、陽性的、積極主動、動態緊張的面向，與交感神經相對應；左脈代表月亮，也代表著冷

的、陰性的、被動、放鬆靜態的一面，與副交感神經相對應。左脈和右脈對人體的主導地位是時常交換的，至於目前誰在主導，可以通過觀察左右鼻孔哪個呼吸比較暢通來判斷。

除了三脈，人體還有七輪（Chakra），包括頂輪、眉心輪、喉輪、心輪、太陽神經叢（也稱胃輪）、臍輪（也稱生殖輪）和海底輪，是人體的七個能源中心，可控制人體十二經絡、各種內分泌及荷爾蒙，同時也是人體與自然界溝通的大樞紐。打開七輪等於打通人體任、督二脈，二脈通十二經絡，使得能量或氣的傳送隨之順暢。

## 三脈七輪位置圖

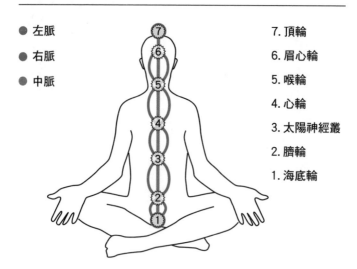

● 左脈

● 右脈

● 中脈

7. 頂輪

6. 眉心輪

5. 喉輪

4. 心輪

3. 太陽神經叢

2. 臍輪

1. 海底輪

# 七脈的能量功能

人體的七個脈輪就像一個小宇宙，以心輪作為銜接點，下三輪（太陽神經叢、臍輪、海底輪）主導物質與生存本能，上三輪（頂輪、眉心輪、喉輪）影響思想與精神部分。

每個脈輪各司其職，分別主導著身體、情感和精神健康，當脈輪能量平衡時，自然身心舒暢、身體健康，反之亦然。而情緒與疾病都會促成相對應的脈輪關閉或變小，進而影響其他脈輪過剩或不足，形成失衡狀態。

脈輪，梵文 Chakra，意思是「輪子」、「轉動」，指能量匯聚集中在身體特定部位，即能源中心。古印度瑜伽術認為，人體的這七個能源中心皆以盤旋的輪狀出現，它們貫穿身體的前後部分，能接收和傳達精神，以及性等方面的能量。

壓力、情緒、疾病都可能致使脈輪堵塞，不再轉動，意即能量的自由流動受到阻礙，逐漸產生身體疾病和情緒不平衡。這對我來說就像「先有雞還是先有蛋？」的問題，關鍵不在先後，而是惡性循環。

## 七個脈輪與人體及精神健康的對應

| 脈輪 | 海底輪 | 臍輪 | 太陽神經叢 |
|------|--------|------|-----------|
| 位置 | 會陰 | 下腹 | 肚臍 |
| 內分泌叢 | 腎上腺（副腎） | 性腺 | 腎上腺 |
| 器官 | 腳、腿、骨頭 | 生殖器 | 胰臟、消化系統 |
| 意義 | 生存 | 慾望、性慾 | 意志、力量 |
| 顏色 | 紅 | 橘 | 黃 |
| 能量過高 | 缺乏安全感、焦慮、感覺不受歡迎 | 身體僵硬、常常面無表情、沒生命力 | 神經衰弱、易疲倦、消化系統出問題 |
| 能量平衡 | 享受當下、穩重、踏實 | 情緒控制得當、有活力 | 自信、享受感興趣的事情 |
| 能量過低 | 貪心、物質欲強、過於追求安定、拒絕改變 | 情緒化、過度依賴他人 | 宣洩、貪心、不甘心 |

| 心輪 | 喉輪 | 眉心輪 | 頂輪 |
|---|---|---|---|
| 心 | 喉嚨 | 額頭中央 | 頭頂 |
| 胸線 | 甲狀腺 | 松果體 | 中樞神經系統 |
| 心臟、手臂 | 脖子、肩膀 | 眼睛 | 大腦皮層、腦下垂體 |
| 愛 | 溝通、創造力 | 直覺、看見 | 體悟 |
| 綠 | 藍 | 靛 | 白或紫 |
| 心、肺、氣管疾病，易有挫折感 | 膽怯、無法表達自己、喃喃自語 | 頭痛、視力問題、精神病 | 腦疾病、精神疾病 |
| 慷慨、寬恕、享受愛 | 侃侃而談、能夠傾聽、幽默 | 創意、思路清晰、有智慧 | 了解自我、感覺幸福、直覺準確 |
| 心煩意亂、好爭辯 | 傲慢、自以為是、說話不假思索 | 恐懼成功、在意他人感受、懶散、注意力不集中 | 優柔寡斷、缺乏喜悅 |

# 百病生於氣

經絡若阻塞不通，則氣血不和，百病叢生。

人體在正常狀態下，氣血和經絡皆運作暢順。身體各器官組織都需要氣血滋養，若情緒不調，氣血不順，必然帶來「蝴蝶效應」，擾亂整個氣血系統的平穩運行。這雖然不會直接致病，但是如果情緒過於劇烈或持續過久，則會超出人體所能承受的限度，影響臟腑的氣血，以致全身功能紊亂。

「人有五臟化五氣，以生喜怒思憂恐」，在中醫理論裡，人的七情包括喜、怒、憂、思、悲、恐、驚。心主喜，過喜則傷心；肝主怒，過怒則傷肝；脾主思，過思則傷脾；肺主悲、憂，過悲過憂則傷肺；腎主驚、恐，過驚過恐則傷腎。因此，情緒是導致經絡堵塞的原因之一；情緒一旦失調，對氣血、臟腑都會產生極大的負面影響。

《歐洲心臟雜誌》(*European Heart Journal*) 一項研究顯示，在憤怒情緒爆發後的兩小時內，研究對象患心臟病（心肌梗塞或急性冠脈綜合癥）的風險比普通人群高五倍左右，中風風險增加三倍，室性心律失常的風險也比普通人群高出許多。

這並非指人不能有情緒，每個人自出生以來，肯定經歷過因外在事件的刺激而產生內在情緒波動，甚至失常。短暫的情緒變化不會傷害身體，但倘若長期且反覆陷入某種情緒而無法自拔，就要尋求專業的幫助，以免形成憂鬱症、恐慌症、躁鬱症等情緒疾病。

## 情緒對氣的運行與影響

| 情緒 | 對氣運行的影響 | 徵狀 |
| --- | --- | --- |
| 悲 | 損耗 | 抑鬱、哭泣、呼吸困難 |
| 憂 | 堵塞 | 胸悶、唉聲嘆氣 |
| 喜 | 懶散及鬆懈 | 心悸、失眠、躁動、話多 |
| 恐 | 下降 | 尿失禁、腹瀉、夜間盜汗 |
| 怒 | 上升 | 頭痛、頭暈 |

## 生活習慣導致氣堵塞

經絡堵塞時，身體會出現蛛絲馬跡，傳來訊號，通常表現在身體的某些部位發涼或發熱。「通則不痛，痛則不通」，「通」指的是氣血通暢，也就是經絡通暢。身體出現疼痛，意味經

絡堵塞，進一步發展成麻、酸，則說明經絡氣血供給減慢。

長期在辦公室內吹空調的白領族，久坐不動，臀部經絡堵塞，加上長年累月在電腦前維持固定的姿勢敲打鍵盤，以致肩頸至腰椎的肌肉繃緊，很容易出現坐骨神經痛或五十肩等問題。又如一個人盤腿坐得太久，下肢氣血不通，經絡被堵，就會產生疼痛或酸的感覺，接著感到麻木，此外腫或脹也是訊號之一。

感覺到經絡堵塞時，要及時疏通，除了透過食療如服用草藥和中藥，還可配合外治手法。經絡當中有很多穴位，每個都有其代表性，透過推拿、指壓、瑜伽、食療、熱療、針灸、拔罐、刮痧、氣功等等，都能打通穴道讓氣運行。關鍵是，必須持之以恆。

一般而言，人們在接受治療後，可馬上感到全身的肌肉放鬆，當晚更容易入眠，甚至一夜酣睡到天明。然而，止痛亦要治痛，除遏止局部疼痛的症狀外，也得因應疼痛的源頭進行相應的治療。

以下的辦公室瑜伽伸展及靜心呼吸法，只需一張穩固的椅子

作為輔具，就能進行輕鬆的全身伸展，讓上班族在短短幾分鐘快速消除雙腳水腫，減輕身體酸痛，緩和壓力，有效地回復精神，提升思考和工作能力。

練習一

## 靜心呼吸
（腹式呼吸法）

## ◎益處

放鬆中樞神經系統，緩和壓力及提升集中力。

## ◎練習步驟

1. 坐在椅子前方邊緣，骨盆要坐正，雙腳平放在地面上。
2. 用鼻子吸氣，嘴巴緩緩吐氣，感受肩膀隨著吐氣放鬆。
3. 閉上眼睛，接著把右手放在胸口，左手放在腹部上。
4. 慢慢吸氣，感受腹部自然起伏；吐氣時感覺腹部往內收，
   胸口放鬆。
5. 重複 10-30 次。過程中如覺察專注力渙散時，將意識重新
   帶到呼吸上，重新感受呼吸即可。

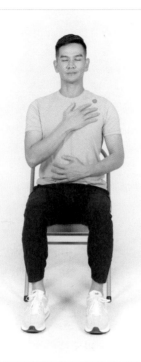

# 放鬆肩頸，調整脊椎

長時間坐在電腦前面工作，會導致肩頸以及脊柱處於緊繃狀態，影響血液循環，進而出現慢性的肩頸及背後僵硬疼痛，更嚴重的可能會導致頭痛及脊柱結構歪斜偏移，衍生出頸椎、腰椎及薦椎位置的椎間盤突出、神經壓迫及關節炎等症狀。

以下一些簡單練習可以放鬆肩頸肌肉，釋放脊柱的壓力以及調整回正。

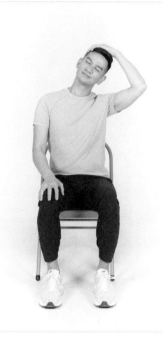

伸展肩頸、上背肌肉，緩解坐姿不良，以及長時間操作電腦造成的肌肉疲勞。

◎練習步驟 1

1. 坐在椅子前方邊緣，雙腳平放在地面，挺直上半身，雙手放在膝上。

2. 把左手放在右邊的耳朵，吐氣，把頭部拉向左邊的肩膀，保持 5-10 個呼吸。

3. 換側重複練習。

# 一、肩頸放鬆伸展

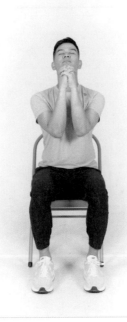

◎ 練習步驟 2

1. 坐在椅子前方邊緣，雙腳平放在地面，挺直上半身。

2. 十指緊扣，把拇指放在下巴下方，吸氣，慢慢把頭部抬
   起，保持 5-10 個呼吸。

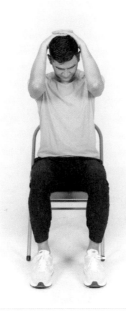

3. 雙手放到後腦勺，吐氣，把頭部低下，保持 5-10 個呼吸。

# 二、坐姿貓牛式

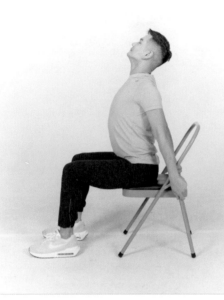

使脊椎及肩膀得到擴張，預防弓背問題，改善呼吸系統及增加血液循環。

◎ 練習步驟

1. 坐在椅子前方邊緣，雙腳平放在地面。坐高並拉長脊柱，將手放在膝蓋上。

2. 吸氣，抬起胸部以及頭部，拱起脊椎，然後將肩骨夾緊，內收背部。

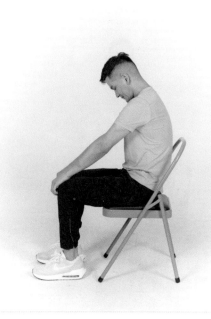

3. 呼氣，捲起上背部肌肉和脊椎，並將下巴放低到胸口。

# 三、椅子脊柱扭轉式

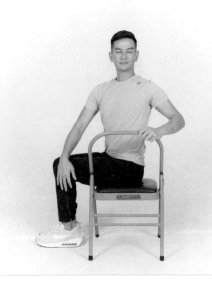

伸展脊柱，打開後背肌肉，透過扭轉擠壓，促進腸胃蠕動和消化，排除體內毒素。

◎練習步驟

1. 坐在椅子前方邊緣，雙腳平放在地面。
2. 吸氣，延展脊柱，然後向左扭轉，左手握住椅背上方，右手在左膝外側。每次吸氣時，都要保持脊柱的延展；吐氣時，緩緩加深脊柱的扭轉。
3. 保持 5-10 個呼吸，換側重複動作。

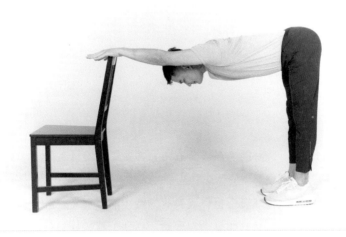

有效拉伸背部的肌筋膜線及膕繩肌，緩和手臂、頸部、肩膀僵硬。

◎練習步驟

1. 站在椅子後面，保持約一隻手臂的距離，將雙手放在椅背上。

2. 吐氣時，緩緩往後走幾步，身體慢慢半前曲，使上半身與地面平行，臀部稍微往上提（身體盡量保持90度）。

3. 如感覺身體比較僵硬，可以背靠著牆壁，盡量要保持脊柱延伸，身體拉長。

4. 在動作中保持10至15個呼吸（在練習中，如果肩膀感覺不適，可以提前離開這個動作。）

練習三

# 打開髖關節，緩和下背疼痛及促進下半身血液循環。

長時間坐在辦公室內，骨盆周邊的肌肉群長期處於休息狀態，阻礙臀腿的血液循環，腿部肌肉也會因為收縮減少而流失。若血液長時間集中在下肢，供往大腦的氧氣和新鮮血液也會減少，容易頭暈、注意力難集中，也很容易導致下背部疼痛及影響脊柱的健康。

以下的開髖體式練習，可以協助上班族釋放髖部的緊張及提升髖部的靈活性。

改善下半身的血液循環，緩和下背部及肩部疼痛。

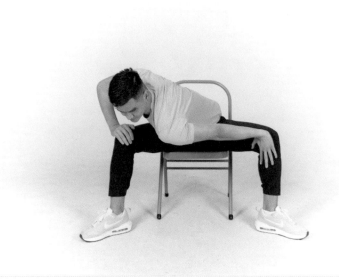

◎ 練習步驟

1. 坐在椅子前方邊緣，雙腳打開平放在地面。

2. 雙手放在膝蓋內側，往外推，上半身往前傾 45 度，並延長脊柱。

3. 吐氣時，左肩往下，上半身向右轉，眼睛視線保持向前。

4. 保持 10-20 個呼吸，換側。

## 二、坐姿天鵝式

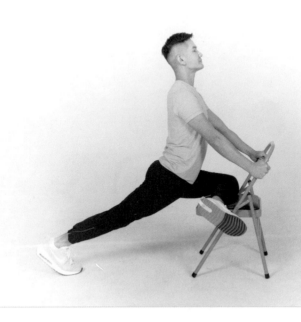

有效緩和坐骨神經痛，拉伸大腿外側肌肉群。

◎練習步驟

1. 彎曲左膝放在椅面上，雙手握住椅子上方，保持骨盆正位，盡量調整左邊小腿放在椅面上。
2. 穩定左膝，慢慢地右腳向後走，直到前腿完全的伸展。
3. 吸氣時，延展並拉長脊柱，停留 1-3 分鐘，換側。

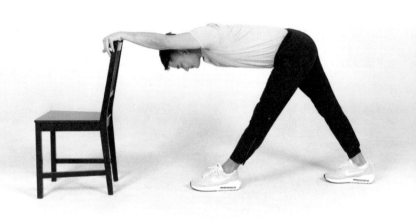

伸展大腿後側肌肉和跟腱韌帶，緩和腿部和臀部緊繃的肌
肉。

◎練習步驟

1. 站在椅子背面，保持微距離。左腳往前踏，兩邊骨盆保持
在正前方，把雙手放到椅背上。（如果膕繩肌太感覺不
適，可以稍微曲膝）

2. 吸氣時，拉長脊柱，吐氣時，可以慢慢的把上半身往下。

3. 停留 1-2 分鐘，換側。

# 下半身注定上半身的健康

傳統的陰瑜伽約 90% 動作都在於延展、促進下半身循環、增加下半身肌力。下半身的關節結締組織較多而且密集，因此，陰瑜伽裡上半身的動作很少，強調強化下半身的經絡和脈輪，皆因凡是開髖的動作，即坐在地上身體前屈，都能把能量往下推至髖部。

陰瑜伽的動作都是靜態的，每個體式的停留時間較長，以達到令結締組織柔軟，刺激身體的「氣」流動。初學者因肌肉和經絡僵硬，停留過程容易產生酸痛，因此可酌量將時間縮短到 1 到 3 分鐘。

姿勢停留的過程強調鎖定關節。十二經絡，六條在上，六條在下；手三陰經（心包、心和肺）從胸走到手指；手三陽經（大腸、小腸和三焦）從手走到頭，必經的穴道是肩關節；下半身的六大經絡比上半身來得複雜，從腿部穿行而過，且覆蓋上半身的經絡，必經的穴道是髖關節。

陰瑜伽同時強調開髖與鍛煉髖關節，並且相信「下半身注定你的健康」，意即上半身的疾病多是來自下半身氣血循環失

調，像久坐導致身體氣血不通，久而久之就會冒出大肚子，慢性病也會跟著上身，而疾病也是壓力源之一。然而，下半身六條經絡一旦打通，全身的經絡就疏通，臟腑舒暢，氣血也不會淤滯。

肩與髖是人體很大的關節，六淫邪氣，都隱藏在關節之中。常聽人說關節痛，其實就是「氣堵」。人們練習陰瑜伽時，在緩慢且順暢的呼吸下，順應著身體的限制做靜態拉伸，透過長時間的姿勢停止，達到擠壓和鍛煉關節，以改善身體締結組織、肌腱、筋膜、韌帶，獲得深層舒展與增加關節柔軟度的效果。當關節被擠壓三到五分鐘後，一旦鬆開就會感到舒服，這是因為血液循環了，氣便流通，五臟六腑自然獲得滋養。

修煉陰瑜伽，除了讓生命之氣在經絡通道中暢通無阻，亦可藉以清除體內毒素，使都市人煩躁的心得以平靜下來，以改善身心健康，讓生命更具活力。

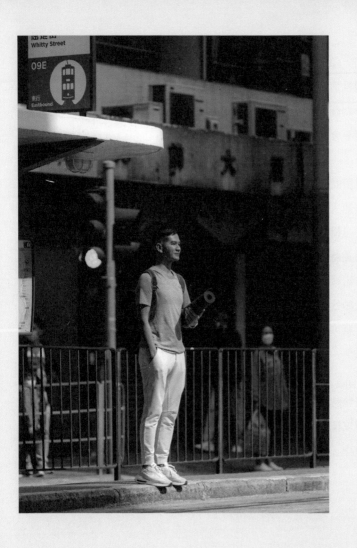
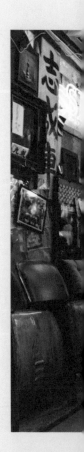

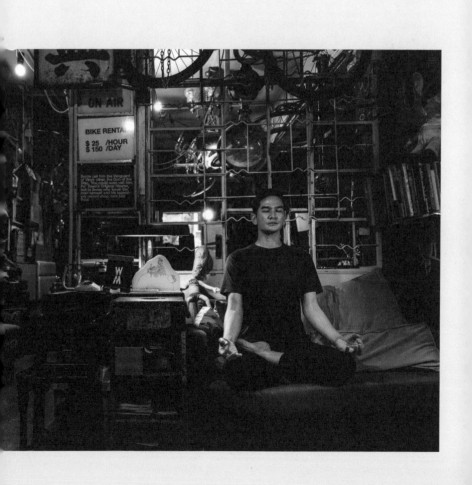

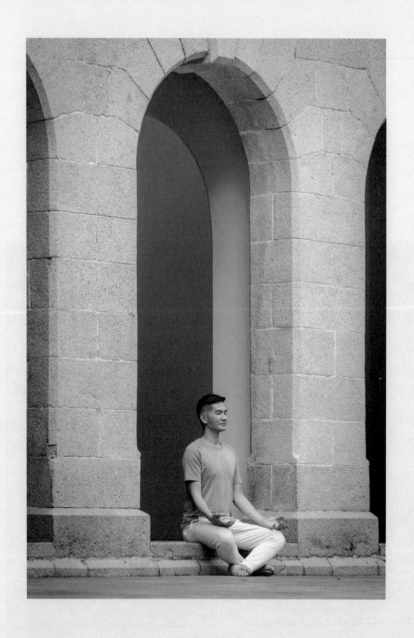

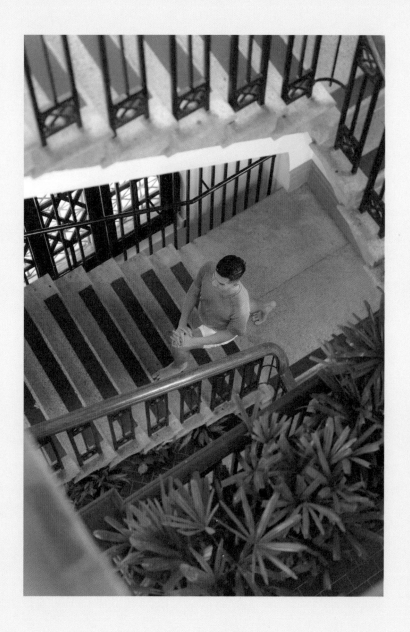

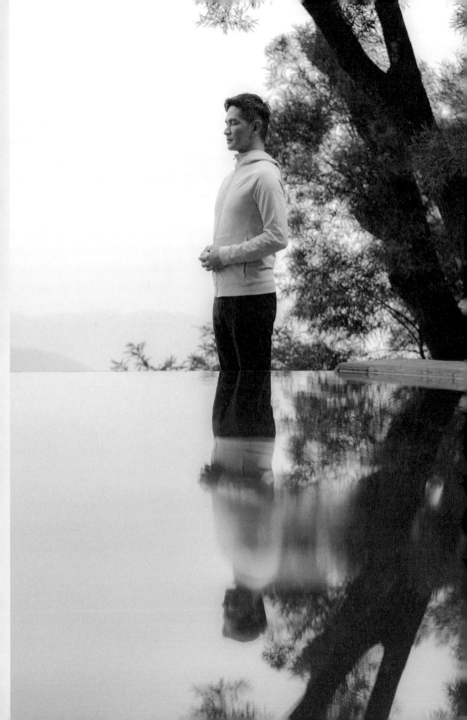

# 第三章

# 靜與止

## 從陰瑜伽體式中體悟靜與止的藝術

陰瑜伽體式按照人體經絡路線，
以「張力性負荷」和「壓力性負荷」，
緩慢且有節奏地拉伸、
擠壓身體的深層組織，
在看似靜止的畫面裡，打開人們的關節，
增加身體延展性，刺激體內能量的流動，
進而修身養性，淨化心靈。

## 經絡與筋膜理論相通

現代中西醫認為，經絡與筋膜的理論是相通的。

結締組織由細胞、纖維和細胞外間質組成。細胞散居在細胞間質內，而結締組織的細胞間質，包括液態、膠體狀或固態的基質、細絲狀的纖維和不斷循環更新的組織液。像骨膜、肌腱、韌帶、筋膜、膠原蛋白等等，都屬於結締組織，雖然形態不同，卻彼此互相連結。

例如包覆著骨骼的骨膜，會連接肌肉的深層筋膜，深層筋膜又會連接到肌腱與韌帶，而肌腱、韌帶又會在關節周邊連結到關節上的骨膜，或者另一塊肌肉，然後淺層筋膜又把上面這些通通包住。總而言之，是一個環環相扣、你中有我我中有你、糾葛不清的概念！肌腱、韌帶、肌肉、骨膜，就像互相交纏的橡皮筋，只要拉動其中一條，其他也會受到影響。

結締組織的英文名稱是「Connective Tissue」，中文直譯為「連結的組織」，意思是把人體所有組織連結在一起。結締組織在身體不同部位有不同的功能，因此有不同的特性，有的很堅韌、有的彈性而滑溜。它於全身無處不在，是身體用來連

接、填充、包覆不同組織、器官、內臟的物質。

70% 的結締組織是水分，它在身體內製造一個環境，以極其複雜的細胞外間質如膠原蛋白、非膠原蛋白、彈性蛋白、蛋白聚糖與氨基聚糖等，填滿身體每個角落，功能除了堅韌的連結，還包括支持、營養、運輸和保護等作用，可說是「人體偉大的工程師」。

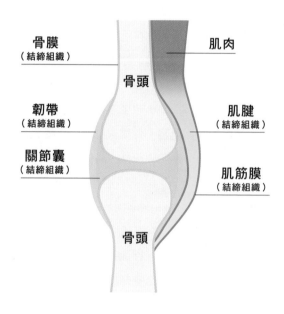

骨膜
（結締組織）

肌肉

骨頭

韌帶
（結締組織）

肌腱
（結締組織）

關節囊
（結締組織）

肌筋膜
（結締組織）

骨頭

## 筋膜，人體的「第二骨骼」

結締組織裡其中一個重要的成員叫「筋膜」（fascia），它分為淺筋膜（皮下組織）、深筋膜（包覆肌肉骨骼血管神經）和內臟筋膜（固定內臟）。《解剖列車》（*Anatomy Trains*）作者湯瑪斯（Thomas W. Myers）將全身的肌筋膜分為七大條解剖經線，分別是淺背線（The Superficial Back Line）、淺前線（Superficial Front Line）、側線（Lateral Line）、螺旋線（Spiral Line）、手臂線（Arm Line）、功能線（Functional Line）以及深前線（Deep Front Line）。

筋膜系統貫穿人體全身，環抱並連結著肌肉、肌肉細胞、血管、神經、韌帶、內臟、肌腱等等，是皮膚底下一件充滿彈性的網絲狀潛水服。它雖然薄如蟬翼，卻能夠將肌肉組織的每一分層包裹與區隔開來，除減少摩擦和擠壓之外，還影響肌肉的力學性能，允許肌肉與肌肉之間相互滑行，且具有很大的抗拉強度，內部能夠容納大量的液體。

筋膜由排列緊密的膠原纖維組成，這些膠原纖維的排列走向，會因應組織承受拉力的方向而產生變化。當身體局部組織產生過大的拉力或張力時，會影響全身其他部位的筋膜張

力,進而造成身體筋膜張力的重新配置。因此,柔韌的筋膜系統可說是人體的「第二骨骼」。

比如說淺背線和淺前線,這兩條筋膜與身體姿勢相關,彼此拉扯身體前後兩側,即淺背線收縮時,淺前線就伸展,反之亦然。換句話說,長期維持錯誤的體姿、身體的意外創傷或情緒創傷,都會對這兩條筋膜有很大的影響。例如久坐的上班族總是不自覺地聳肩駝背,日子久後,肩頸的肌肉逐漸僵硬,便造成脊椎疾病。

研究發現,包住肌肉的筋膜有豐富的感覺神經,它們對於筋膜的張力和壓力都很敏感。以陰瑜伽中的人面海獅式為例,前傾的動作帶來反方向拉伸,能伸展淺前線筋膜,同時也擠壓淺背線筋膜,而停留的時間越久,就越能刺激與放鬆深層的筋膜。

## 筋膜沾黏導致身體酸痛

筋膜最常見的問題是「沾黏」,它是導致身體酸痛和功能退化的元凶之一。

沾黏，在中醫來說就是「氣結」，即經絡淤塞，故身體會感到僵硬，活動受到限制，能量的傳遞也會受到阻礙。筋膜一旦經過拉伸，水分便流通，也就是氣血順暢。

沾黏發生於人體的軟組織如肌肉、肌腱、韌帶、筋膜等等，因過度使用、過度操勞而承受反覆的壓迫、拉扯、扭轉等損傷，又或受到外傷時，肌肉和肌肉外的筋膜都會一起裂開。

在復原的過程中，新生組織會與鄰近的組織相黏，以致肌肉和筋膜之間難以恢復正常，無法發揮作用，令人使不上力、拉扯時感到不舒服、強度下降，甚至影響關節位置。

筋膜也會因為活動不足而逐漸變「乾」。例如久坐起身時，經常會難以伸直身軀，部分其實是因為筋膜開始變乾，張力變差與緊繃，沾黏在肌肉上，導致活動受到限制，力量的傳遞也可能被干擾，以致姿勢維持受到影響。

由於結締組織在面對負荷時具有可塑性，因此只要給予持續的張力性負荷，即拉伸的時間越長（姿勢停留的時間越長），就越有效改變組織長度。因此，還有人說練習陰瑜伽能讓人增高呢！

## 擠壓與拉伸讓筋膜產生水合作用

健康的經絡具備三個條件：一、身體感覺輕鬆舒服；二、體態輕盈；三、氣順。要獲得健康的筋膜，身體必須有足夠的水分在筋膜組織間自由流動，加上運動刺激膠原蛋白增生，筋膜整體的結構才會排列整齊和更有彈性。

有些人爬樓梯或走幾步路就氣喘，是因為氣不足，這跟經絡是有關係的。人隨著年齡增長，身體的許多組織都會產生變化，如結締組織的膠原蛋白和彈性纖維質會逐漸不靈活，身體的老化也會導致基底物質的水分含量減少、纖維密度增加，影響營養素的供應和組織的癒合。

隨著年齡，當組織老化，膠原纖維的數量和大小就會增加，並產生交互連結。在這種變化下，彈力纖維更不容易彎曲，出現易於磨損或碎裂的傾向，以致人體變得不靈活。

老化，也意味著透明軟骨失去水分，慢慢轉化為纖維軟骨。軟骨失去彈性，使得某些區域如關節軟骨變得更薄，而纖維密度的增加，也使得軟骨及主血管周圍產生鈣沉積或鈣化。

看著臉上的木偶紋越來越深、魚尾紋越來越多，開始下垂的臉頰逐漸失去彈性，昔日的蘋果肌早已不復存在時，伴隨而來的，還有越來越乾燥的肌膚。

還有，累積到一定年齡，關節越來越僵硬，軟骨剛度增加，許多事情想做卻心有餘而力不足。此時，椎間盤也開始收縮，本來挺拔的身軀逐漸萎縮，以致身高降低；嚴重的話，血管的可擴充性也會降低，心臟失去彈性而無力，瓣膜僵硬，導致瓣膜功能不全。

年輕時即使扭到筋也很快復原，因為血液循環與新陳代謝良好，氣血順暢，這時期減肥也特別快見效。到年紀大一些，無論運動受傷或其他外傷，也需比年輕時較長的時間來癒合，因為氣血開始緩慢，復原能力減弱，五臟六腑的功能下降，造成氣虛。如此一來，加上姿勢不對，就容易傷到筋。難怪總有人說年齡大了，渾身「老人病」。

這真的是讓人抓狂且無可奈何的事。然而，面對老化、衰退，我們真的無能為力嗎？

筋膜就像人體內一張大海綿，海綿乾了，只要施予水分就會

獲得滋潤。要讓筋膜產生水合作用，可以透過適當的伸展與擠壓，放鬆身體，打通氣節，讓筋膜的水分獲得釋放和補充。

因此，要健康，就要多動，好讓氣在體內運行順暢。

## 靜態拉伸與動態拉伸

有氧運動會導致身體受到的壓力超過結締組織所能承受的範圍，引發傷病，此時需配合拉筋、拉伸來避免損傷。

有氧運動如跑步、高強度間歇訓練和重量訓練等，都能刺激多巴胺分泌。多巴胺是一種廣為人知的「快樂激素」，除了能緩解壓力，還能有效對抗抑鬱與焦慮，因此有氧運動是現代都市人保持身心健康的方法之一。

研究發現，跑步者患的絕大部分傷病，都是由於結締組織高度重複使用所致。跑步時，肌肉反覆快速放鬆與收緊，當肌肉突然被拉長，就會引起牽張反射（Stretch Reflex），肌肉、關節、肌腱和韌帶在這種拉伸狀態下會反射性收縮，從而增加動作的幅度，同時提高動作的能力。注重體態的上班族通常會選擇到健身房做重量訓練，肌肉經鍛煉後會撕裂，但經

過適當的休息，不僅能恢復到初始狀態，還會比原先更好。

肌肉修復可以透過「震動」的方式如按壓、按摩，讓筋膜產生水合作用，肌肉從而獲得滋養，達到放鬆的效果。不過，震動只能達到局部與暫時性的放鬆。無論是跑步還是重訓，都要拉筋以緩解肌肉酸痛、放鬆肌肉和提升關節靈活性。

筋膜不只能傳遞力量，被拉緊的筋膜也能儲存力量，在下個動作中釋放出來，產生更大的爆發力。那伸展或擠壓的過程，皆對組織的水合作用有舉足輕重的影響。當對組織施加負荷時，液體會被排出；當解除負荷時，組織就會恢復原本的狀態。

## 舒服、放鬆與紮實

髖關節由股骨頭與髖臼構成，是球窩關節，能做出陰瑜伽中屈曲、伸展、外展、內收、外旋和內旋等六個方向的動作。當這六個方向都活動自如的時候，髖才可以稱為「開」，相反則稱為髖「緊」。

對現代人來說，導致髖緊的原因大多是久坐和缺乏運動。當

肌肉缺乏運動時，力量和彈性自然不足，而久坐又使臀肌及周圍肌肉僵硬，伴隨著蹺二郎腿等不良的坐姿習慣，導致髖越來越緊，缺乏彈性，被肌肉包圍的髖關節的活動範圍就會受限，身體的可動性也會減少。

我在前面介紹過辦公室的瑜伽練習，倘若時間充裕，不妨給自己一段練習陰瑜伽的優質時間，過程很可能會帶你深入潛意識裡探索，發掘情緒根源，在鍛煉身體之餘，也療癒創傷。

練習陰瑜伽時，要感知自己的身體，在身體可承受的程度下作安全的伸展、拉伸，只要每天都拉筋，筋自然會放鬆，身體也會跟著慢慢變化。

切記，在做體式時必須感到舒服、放鬆和紮實，即每個姿勢要穩定地、安全地維持三至五分鐘，甚至更長時間。

舒服：《瑜伽經》的「制戒」（Yama）第一條要求人們「尊重身體的感受，不刻意和勉強身體」。所以，身體伸展要自如，不僵硬、不緊繃和不刻意。

放鬆：不執著於體式解剖，以免造成身體的傷害。在身心皆

放鬆下培養內在的覺知能力，在覺知中感受身體動、靜時的狀態，並與那狀態同在。

紮實：在瑜伽體式的練習中，雙腳和大地必須有穩定的聯結點，以便結合身體的力量，調動內在力量的流動和伸展。正如一棵樹必須往土地扎根才可獲得生長能量，是一樣的原理。

## 透過呼吸達到放鬆

人們習慣動，無論身體還是腦子，可說無時無刻都在動。很多人在靜下來的時候會感到不知所措，於是就找事情忙，或一直刷手機。此外，要一個初學者安靜地坐著靜心冥想，確實不容易，因為靜坐時間長了，腰酸背痛就跟著來。

剛開始接觸陰瑜伽的人，難免感到無聊或疼痛無比，尤其身體僵硬的人，一開始拉筋，就因為身體的繃緊與酸痛感而緊張得呼吸急促，也會更加痛。這時倘若導師能以引導詞，把學員的專注力帶到呼吸和身體特定部位，讓他透過意識層放鬆身體，感受就會完全不一樣。

因為人在「觀呼吸」時，呼吸會變得比較細膩，加上陰瑜伽

不妨給自己一段練習陰瑜伽的優質時間，

過程很可能會帶你深入潛意識裡探索，

發掘情緒根源，在鍛鍊身體之餘，也療癒創傷。

強調開髖，打開盆骨與髖關節，當身體關節打開，腰酸背痛就會逐漸紓緩，靜坐的時間也會比較長，此時呼吸穩定下來，也比較容易進入禪定。所以，陰瑜伽可說是「為冥想做準備」（preparation of meditation）。

陰瑜伽是融合道家哲學、印度瑜伽和佛學的瑜伽流派，構建成身心靈健康的藝術與智慧。陰瑜伽體式在停留三到五分鐘或更長時間的過程中，先是放鬆表層組織，一旦表層組織放鬆，水分就會慢慢滲透到深層的結締組織，練習者在這過程中只需做一件事，就是觀呼吸。

「觀呼吸」是修止的方法之一，佛教的觀呼吸是觀出入息，也就是梵語中的「安般念」（Anapanasati），其用功之處在於一呼一吸之間，從鼻子到腹部都有輕重不同的呼吸動作，觀不同的部位時，心念所受到的影響也會有所不同（詳見第四章）。

《大學》說：「知止而後有定，定而後能靜，靜而後能安，安而後能慮，慮而後能得。」意即知道要止於至善，才能志有定向；志有定向，才能心不妄動；心不妄動，才能安於目前的處境；安於目前的處境，才能慮事精詳；慮事精詳，才能

達到至善的境界。天下萬事萬物都有根本和枝末,有終結和開始。能夠明瞭萬事萬物本末始終的道理,就接近於明瞭大學之道了。

練習陰瑜伽的原則是保持靜止的態度,練習者除了必須停留體式三到五分鐘,以滋養深處經絡外,也要讓頭腦在觀呼吸當下保持無雜念,以達到身心合一的境界,在都市中帶著合一的品質活在當下。

## 呼吸不順暢怎麼辦?

通常,呼吸困難是因為過度拉伸和疾病引起。

過度的拉伸會使身體發抖、冒冷汗。一般而言,肌肉在姿勢停留時處於放鬆的狀態,可是如遇過度擠壓,大腦就會發出信息給身體,提醒你力量不足,肌肉要開始工作。

此時,你要:

1. 退出來,休息一下,再次進入體式,並且要知道如何進入和退出體式。

2. 若依然不行，就要借助輔助或變化體式。

體式有幾個要點：

1. 停留多久？
2. 如果做不到體式，要用什麼輔助？
3. 輔助放在什麼地方？
3. 體式的鎖定部位在哪裡？
4. 若輔助無效，就換體位，但鎖定部位一樣。
5. 體式的益處。

瑜伽的輔具包括伸展帶、瑜伽磚、抱枕、毛毯、瑜伽球、瑜伽輪等等。輔具放在正確的位置可產生輔助作用，使體式會更加穩固，不必時刻擔心自己會跌倒或是失去平衡，這樣以來，大腦就能放鬆，更利於達到練習的效果。

## 身體疼痛怎麼辦？

進行瑜伽體式練習時，身體各關節與肌肉群會參與屈曲、伸展、外展、內收、外旋和內旋的動作，有一些酸痛感是正常現象，會慢慢變好。正確的痛不但具有建設性，也令人興

奮、帶來挑戰；然而，不是所有痛都是正確的，錯誤的痛既有破壞性，也會造成極度的痛楚。所以，不要盲目忍耐瑜伽的痛！

在做方向動作時感到酸痛，這是正確的痛；但是，因過度拉伸而發抖、呼吸困難、冒冷汗，以及兩根骨頭摩擦在一起的刺痛感，則是錯誤的痛。

練習者要懂得評估那份痛楚是不是身體可以承受的範圍，如果超出負荷，就要退出來，變換體式。身體僵硬的人也許稍微一拉就痛，這可能因為天生僵硬，或平時很少拉筋，令經絡中有很多氣結。陰瑜伽不強調體式標準，而是鎖定部位，意思是體式的拉伸幅度，得根據個人的身體狀況如柔軟度作調整。

## 陰瑜伽練習準則

練習陰瑜伽可以滋養關節，原理在於當練習者進入體式時，需要保持自然與沉穩的呼吸，才能更有利覺察每個體式的深度感受。倘若練習者以陽性的方式投入練習中，內在會產生對抗的情緒，阻礙「氣」的流通，內在能量一旦受到干擾，

就可能會造成身體傷害。

相反，如果在練習中學會聆聽身體及緩慢地進入體式，同時臣服地讓身體在靜態下得到完全的擴展，將有助身體所有部位獲得滋養，與刺激「氣」的流動。

每個人的身體狀態都不一樣，由於身體的某些部位可能比較僵硬和敏感，甚至曾經受傷，因此，練習時對身體的不適感要有更強的覺察，任何體式皆無需過度拉扯，點到為止，就足已讓「氣」在指定部位獲得療癒的效果。

在停留的過程中，練習者必須保持專注力去覺察身體，並透過穩定的呼吸，放鬆關節周邊的組織。必要時，也可以借助輔具或變化體式，來協助一些難以固定的部位。

其次，要靜態地拉伸及軟化肌肉組織。肌肉在練習過程中，處於被動性拉伸的狀態，目的是把體內的「氣」集中在關節周邊，因而得避免過度拉扯及動態的流動。在處理一些脆弱的部位時，可能會感到酸麻，此時可以暫時退出體式，待恢復覺知後才再次進入練習，又或者選擇輔具及變化體式。

## 什麼時候適合練習陰瑜伽？

1. 早上（關節）、中午（筋膜）及晚上（放鬆／舒眠）
2. 生活節奏忙碌時
3. 長途旅行或陽性活動過多時
4. 女性生理期
5. 修復期間的調理

## 孕婦可練習陰瑜伽嗎？

1. 懷孕期間可以繼續練習，初學者則建議待胎兒穩妥後才開始。
2. 如果學員有任何併發症或下體出血，得在練陰瑜伽前徵求醫生的意見。
3. 如果學員有流產前史，請不要在懷孕首三個月期間練習。
4. 孕婦可以陰姿勢，協助創建肋骨和腹部的寬髖度，以助順利生產。
5. 臨產的幾個月內，以孕婦和寶寶感到舒適的體式為練習標準。練習重點應該向內觀。

# 四組陰瑜伽經絡組合

# 海豹／人面獅身式

◎ 體式停留｜3-5 分鐘

◎ 主要經絡｜腎臟經、膀胱經

◎ 輔具｜毛毯、瑜伽枕

四組陰瑜伽經絡組合

## ●身體保養

透過腰椎關節和脊柱韌帶的鍛煉，達到背部的深層放鬆，同時透過擠壓腰部刺激腎臟經絡，促進膀胱經絡的流通，以達到排毒功能。

有腰酸背痛及肩膀疼痛的人更適合此動作，但是，患有脊柱關節疾病者則必須使用輔具，或者以變化體式作為練習。

## ⌘如何進入體式

俯臥在瑜伽墊上，手肘與肩膀同寬，吸氣時撐起上半身。如果肩膀不舒服，可以使用瑜伽枕；腹部不舒服，可把毛毯放在腹部下方。上身保持舒適，不要聳肩。剛開始時，腰部可能有受壓感，可嘗試透過呼吸調整，放鬆緊繃的腰部；如果脊柱不適，建議使用輔具或變化動作。腹部緊貼瑜伽墊，同時打開雙腳和放鬆臀部肌肉，以有效解除腰部的壓力。離開時呼氣，並慢慢將手肘解開放到身體兩側，維持俯臥約 1-2 分鐘，作為緩和時刻。

＊練習海豹式時，手肘需要挺直上半身；而人面獅身式時，手肘則貼在瑜伽墊上。

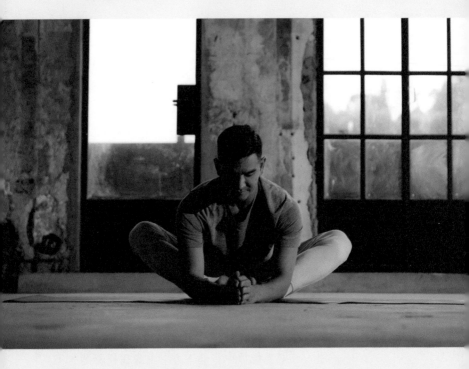

# 蝴蝶式

◎體式停留｜ 2-5 分鐘

◎主要經絡｜腎臟經、膀胱經、肝經等等

◎輔具｜毛毯、瑜伽磚、瑜伽枕

四組陰瑜伽經絡組合

## ●身體保養

可以伸展脊柱及下背部的肌肉，拉伸大腿內側韌帶及外側肌肉，同時有效地透過擠壓腹股溝，刺激下半身的淋巴循環，也能刺激腎上腺體和調整女性生理期的不適，促進髖關節和骨盆的血液循環。

## ⌘如何進入體式

坐在瑜伽墊上，彎曲膝蓋，雙腳腳底相併，盡量把雙腳往前移（保持與會陰的距離）。如果膝蓋或髖關節不舒服，可在大腿外側放瑜伽磚，和在臀部下方放毛毯。如果有坐骨神經痛或者骨盆周邊的舊傷，建議採用仰臥蝴蝶式作為替代體式。感覺下半身的肌肉穩定後，上半身慢慢往前屈。放鬆背部，可以將頭部靠在瑜伽磚或瑜伽枕。離開時吸氣，將背部慢慢挺直，然後用雙手把大腿併攏收回。

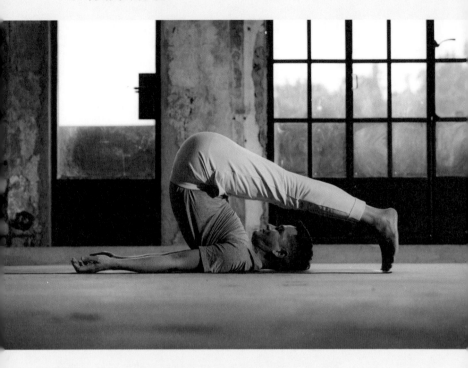

# 蝸牛式

◎ 體式停留｜3-5 分鐘

◎ 主要經絡｜腎臟經、膀胱經，以及上半身六條經絡

◎ 輔具｜毛毯、瑜伽枕

四組陰瑜伽經絡組合

## ●身體保養

前屈的動作能擠壓腸胃，有滋養五臟六腑的養生效果，並緩和消化系統。有腸胃疾病和便秘的人，離開這個體式時，可以促進消化系統的蠕動。此外，也有助呼吸系統和心臟循環。

蝸牛式能拉伸整個脊柱與背部，放鬆背部緊繃的肌肉。此外，也能夠壓縮頸椎，有效促進肩膀和上背部緊繃的血液循環。要留意的是，如果有嚴重的脊柱問題和肩頸疾病，則不建議進行此練習。

## ⌘如何進入體式

仰臥在瑜伽墊上，首先透過幾次呼吸放鬆身體，接著緩慢收腹，先把雙腳彎曲到胸口，然後再往後進入體式裡。如果肩頸不舒服，可以把毛毯墊在下方；雙腳不能觸碰到地面者，也可以使用瑜伽枕。離開時，雙手按住地面，緩緩離開，抱著雙腳，在胸口停留 3 個呼吸，然後再伸直雙腳，休息。

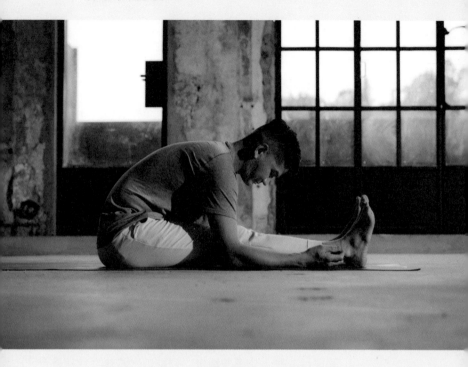

毛毛蟲式

◎ 體式停留｜3-5 分鐘

◎ 主要經絡｜大腿後側及背部的膀胱經

◎ 輔具｜毛毯、瑜伽枕

四組陰瑜伽經絡組合

## ● 身體保養

壓力大和精神緊張的人，一般背部和肩頸會很繃緊，意味著血液及血液裡的氧氣較難注入大腦，形成大腦缺氧，進而導致神經系統、呼吸系統紊亂，全身進入緊繃狀態。經常練習此體式，可緩和大腦功能。

此前屈動作可以緩和緊繃的背部，放鬆與脊柱相關的中樞神經系統，以緩和大腦，讓呼吸平穩下來。

## ⌘ 如何進入體式

所有陰瑜伽的前屈動作中，如果下背部肌肉和大腿後側肌肉感到緊繃，都可以在臀部下方放一個毛毯，或在膝蓋下方放瑜伽磚來減輕壓力。坐在瑜伽墊上，伸直雙腳，建議打開至與髖部同寬，保持腳趾放鬆，接著呼氣時，放鬆背部並往前屈。離開體式時吸氣，慢慢把上背部挺直。過程中，感受「氣」在背部流動，以及背部放鬆的感覺。

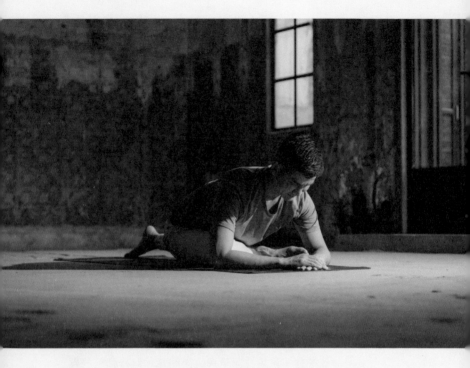

睡天鵝式

◎ 體式停留｜3-5 分鐘
◎ 主要經絡｜腿部外側的膽經、腿部內側
　的腎經和膀胱經、擠壓腹股溝能滋養肝
　臟經絡
◎ 輔具｜毛毯、瑜伽枕

四組陰瑜伽經絡組合

## ● 身體保養

滋養髖關節周邊的組織，有效緩和及刺激生殖系統和泌尿系統，對久坐的人群有很大的幫助。

## ⌘ 如何進入體式

從坐姿開始，將右腳往前並彎曲膝蓋，置於雙手之間，接著讓右腳外側碰到地面後，把左腳往後伸直。盡量保持骨盆處於正位，如果髖部繃緊，可在骨盆下方放毛毯或瑜伽枕。呼氣時，上半身放鬆及往前屈。離開動作時，吸氣並慢慢抬起背部，然後解開雙腳。休息 1 分鐘，接著換邊重複。

## 二、肝臟與膽

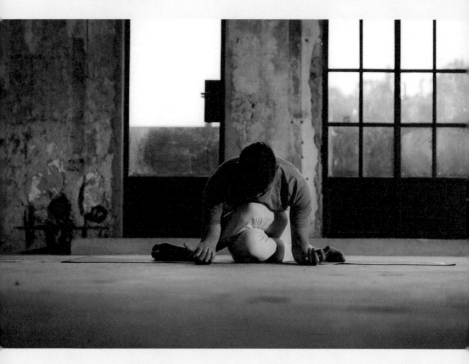

鞋帶式

◎ 體式停留｜3-5 分鐘

◎ 主要經絡｜肝膽經和膀胱經絡

◎ 輔具｜毛毯、瑜伽磚

四組陰瑜伽經絡組合

## ● 身體保養

大腿外側及背部肌肉的拉伸，以及大腿內側和腹股溝的擠壓。經常練習可紓緩坐骨神經痛及提升睡眠品質。

## ⌘ 如何進入體式

坐在瑜伽墊上，將左腿放到右腿上方，在個人的能力範圍內讓膝蓋盡量交疊，不一定要對準，接著把腳跟部位盡量貼近臀部外側。如果感到不舒服，可在坐骨下方放毛毯。膝蓋或腰椎有壓力，可不用彎身前屈，以避免對膝蓋和腰椎關節造成過多的壓力。離開時，可以利用呼吸來帶領離開，稍作緩和後，再換腿重複動作。

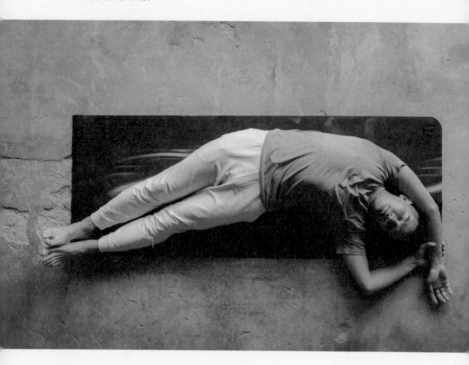

# 香蕉式

◎ 體式停留｜3-5 分鐘

◎ 主要經絡｜膽經和上半身經絡

◎ 輔具｜毛毯、伸展帶

四組陰瑜伽經絡組合

## ●身體保養

身體兩旁，從肋骨伸展到臀部外側的髂脛束，同時也可以擴張胸部，並改善循環系統。

## ⌘如何進入體式

仰臥在地面，把臀部移到右邊，接著把雙腳向左邊伸直，把上半身慢慢移到左邊方向，接著把雙手伸直向上靠左。離開式記得要把身體帶回中央位置，接著換邊重複動作。

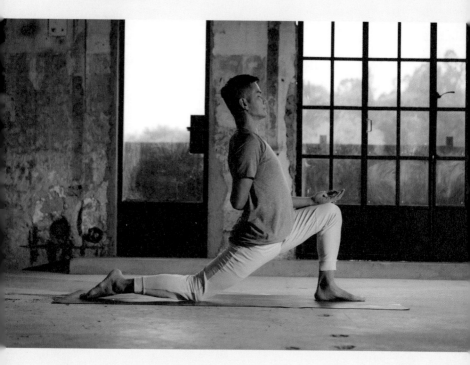

# 龍式

◎ 體式停留｜1-3 分鐘

◎ 主要經絡｜肝經、脾胃經

◎ 輔具｜毛毯、瑜伽磚

四組陰瑜伽經絡組合

● 身體保養

深度鍛煉髖關節和滋養髖部，有效緩和坐骨神經痛，
放鬆緊繃的大腿前側，及促進消化系統的功能。


⌘ 如何進入體式

從下犬式動作開始，左腳往前跨在左手外側，右膝
蓋著地。膝蓋有壓力的人可將毛毯放在膝蓋下方，
接著手肘放在大腿上，或放在瑜伽磚上皆可。離開
時，先回到下犬式動作，然後休息在嬰兒式約 30 秒，
接著重複動作。

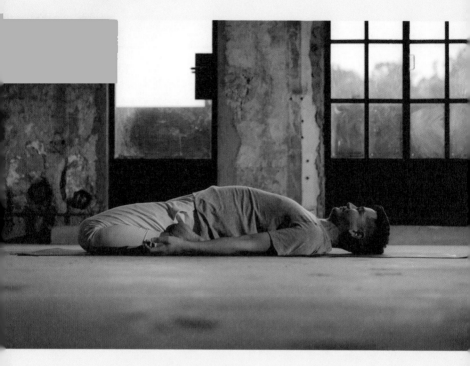

# 馬鞍式

◎ 體式停留 | 3-5 分鐘

◎ 主要經絡 | 脾胃經、膀胱經及上半身經絡

◎ 輔具 | 毛毯、瑜伽枕

四組陰瑜伽經絡組合

## ● 身體保養

強烈地伸展髂腰肌、臀部的肌肉和股四頭肌，對長時間站立或者下半身循環欠佳的人有很大幫助，也促進消化系統蠕動。

## ⌘ 如何進入體式

以金剛座動作開始，雙腿稍微分開，如果膝蓋或腳踝關節不舒服，可在腳踝下方和膝蓋後方墊毛毯。接著以雙手支撐向後仰臥；腰椎不舒服，可仰臥在瑜伽枕上，以減輕腰部的不適。切勿過度拉伸大腿前側，可以將雙腿微微打開，以放鬆股四頭肌和腰部。離開時，雙手支撐地面，同時將上半身抬起，在嬰兒式停留幾個呼吸，接著再伸直雙腳休息。

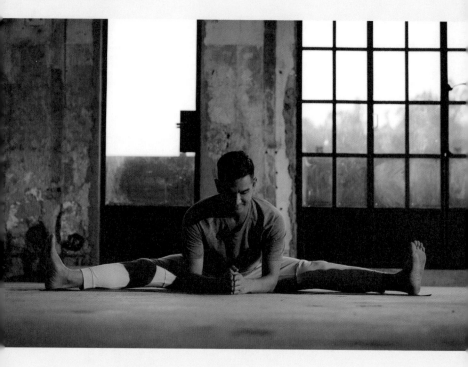

## 蜻蜓式

◎ 體式停留｜3-5 分鐘

◎ 主要經絡｜下半身經絡，以腿部內側的脾、肝與腎經為主

◎ 輔具｜毛毯、瑜伽枕

四組陰瑜伽經絡組合

●身體保養

強調開髖，同時大幅度拉伸腿部內側。前屈時可輕
微擠壓五臟六腑，達到按摩效果。


⌘如何進入體式

打開雙腳，如膝蓋疼痛，可在兩個膝蓋窩後側放毛
毯，接著透過幾個呼吸放鬆，然後緩慢往前屈。離
開動作時緩慢抬起上半身，然後把雙腳回收，休息。

# 鹿扭轉式

◎體式停留｜3-5 分鐘

◎主要經絡｜肝膽經、脾胃經、腎經等等

◎輔具｜毛毯、瑜伽枕

四組陰瑜伽經絡組合

## ●身體保養

有效鍛煉及滋養髖關節和胯部，促進消化系統蠕動，預防和治療胃脹氣。對於更年期的女性有很大幫助，可以緩和與平穩情緒，此外也對高血壓和哮喘有好處。上半身扭轉時可激活膽經，有效促進睡眠品質及活化脊柱的健康。

## ⌘如何進入體式

從坐姿開始，左腳往前彎曲，接著屈右腳置於臀部外側。臀部下方可墊毛毯以讓身體處於正位。接著上半身向左邊扭轉，身體貼著地面，盡量保持呼吸的穩定度及放鬆身體。上半身壓力太大的話，可用瑜伽枕。離開時吸氣，挺直上半身，雙腳伸直躺下休息 1 分鐘，接著重複動作。

## 四、上半身經絡（肺部與大腸，心臟與小腸， 心包與三焦）

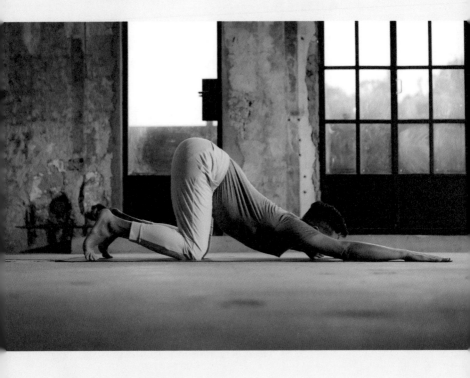

貓伸展式

◎ 體式停留｜3-5 分鐘

◎ 主要經絡｜膀胱經、手臂上的心經、心
包經和肺經

◎ 輔具｜毛毯、瑜伽枕

四組陰伽經絡組合

## ●身體保養

有效伸展上背部和中背部，打開肩關節，可緩和肩背部疼痛。由於有輕微開胸的功能，也可滋養心臟及呼吸系統。

## ⌘如何進入體式

雙手向前撐地，雙膝著地，吸氣時緩慢將雙手往前移，呼吸時兩手臂往下壓，直到下巴和胸部貼地。如肩頸和上背部緊張，可將瑜伽枕放在胸部下方。離開時吸氣，然後緩慢回到嬰兒式休息 1 分鐘。

# 四、上半身經絡（肺部與大腸，心臟與小腸，心包與三焦）

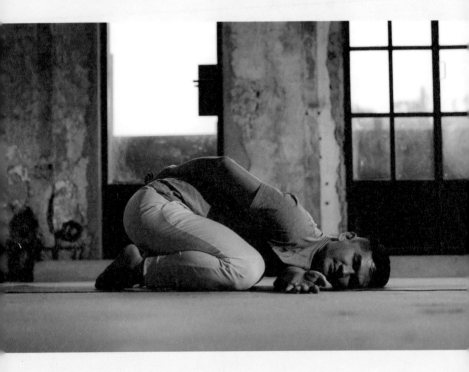

開膝扭轉孩童式

◎ 體式停留｜2-3 分鐘

◎ 主要經絡｜脾經、胃經、膀胱經、膽經

◎ 輔具｜毛毯

四組陰瑜伽經絡組合

## ●身體保養

有效放鬆整個脊柱、肩關節、頸椎和髖關節，同時
拉伸側身肌肉及扭轉腹部，讓緊張的系統可以得到
平衡。扭轉腹部時可擠壓胃部、肋骨與刺激膽經。
對於肝和胰臟有很好的幫助。

## ⌘如何進入體式

從嬰兒式進入，張開雙膝，把臀部往後及靠近雙腳，
接著把左肩伸展到右邊並靠著地面，手臂伸直平放
在地面。右手可繞過後背部，靠近下背部位，然後
伸直並扣著左腿內側。頭部輕輕貼在地面或者靠在
左手臂上。盡量保持穩定的呼吸，膝蓋不舒服可墊
一塊毛毯。離開動作時，在嬰兒式中休息30秒，然
後才重複動作。

# 四、上半身經絡（肺部與大腸，心臟與小腸，心包與三焦）

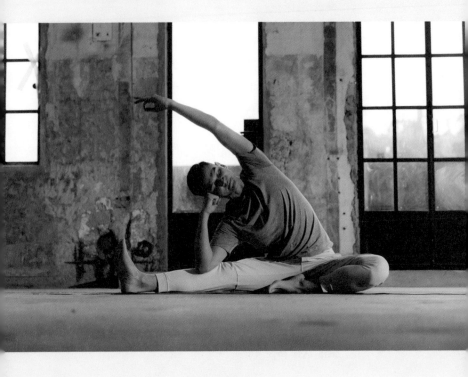

半蝴蝶側身式

◎ 體式停留 ｜ 2-3 分鐘

◎ 主要經絡 ｜ 肝膽經、腎經、脾經

◎ 輔具 ｜ 毛毯

四組陰瑜伽經絡組合

## ◉身體保養

改善消化系統與紓緩五十肩。


## ⌘如何進入體式

從坐姿開始，把雙腳向前並打開伸展，先彎曲左腳。
如左邊膝蓋不舒服，可將毛毯墊在下方。右手肘放
在大腿內側的地板或墊子上，頭部可以靠在手上，
接著將左手臂繞過頭部，放在後腦勺位置。離開時，
先解開雙手，把身體帶回到中央位置，緩和一下，
然後再換邊重複做一次。

# 第四章

# 禪與悟

通往自在心靈之路

陰瑜伽融合調身的體位法、
調息的呼吸法和調心的冥想法等方式，
引導人回到對事物的性質有更清晰的認識，
並將當中所產生的感受變成慧觀對象，
使練習者更專注於當下，
進而引生「知」。

## 情緒是萬病之源

在處處皆可發生衝突的城市裡，都市人很難控制自己的情緒反應。雖說一個人對人事物的喜惡產生客觀反映，是正常的心理現象，不過，內外刺激引起的七情如太過或不及，都會影響五臟精氣陰陽，出現虛實變化及功能紊亂，以致氣血運行失調，繼而出現情志的異常波動與變化。

情志，是指喜、怒、憂、思、悲、驚、恐七種情緒，也稱七情。「內傷七情」，人倘若一味被外在的情境牽著走，終將導致情緒失調，損害內在臟腑，甚至引發疾病。

情志在正常情況下並不會引起疾病，例如，喜樂主要影響心臟，心臟負責精神、意識、思維等高級神經的活動。正常的喜樂能緩和緊張情緒，使血氣和調、心氣舒暢；但如果是偏於激動不安且興奮的暴喜狀態，則會產生心火，以致精神不能集中、心悸、失眠、多夢等徵狀。

憤怒包括怨恨，最直接影響肝臟，以致疏泄調節功能受損，氣血流動錯亂，出現面紅耳赤、嘔血、暈眩、昏厥等。長期憤怒還會累及脾胃消化功能。

健康的悲傷有助於情緒發洩，加深肺部呼吸；長期悲傷則會引致肺氣虛弱，繼而影響呼吸，胸悶氣短；憂鬱也會影響與肺有表裏關係的大腸，最直接傷及脾胃，最終引起氣的流動不順暢，經常感到疲倦、瞌睡、無法集中精神。

長期受恐懼困擾會損害腎臟。恐懼與驚慌相關，通常是先有驚慌，接著產生恐懼，極度的驚恐會阻礙腎的精氣升舉，提攝功能不足，出現大小便失禁、遺精、流產等狀況。

培養起對情緒的覺察與覺知力，了解情緒為何產生，聆聽情緒背後的故事，探索情緒的源頭，並透過正確的方式抒發情緒，方可避免被情緒牽著走。

## 從情緒中認出自己

每個人打從出生以來，在成長的過程中，必然因受過許多創傷而經歷多番強烈的情感衝擊。負面情緒的產生，正是因為心理預期與現實結果產生差距。

小時候，我們不懂得明辨是非，也不懂得抒發情感、情緒，以致長大後縱使不再記得當初經歷過的創傷事件，可當初引

發悲傷、憤怒、驚恐等情緒的境遇卻早已埋藏在身體的情緒層，在無意識的情況下影響生活。

一個人的情緒，最初很可能是源自原生家庭的創傷，造成個人心理健康成長失衡，最常見的狀況是在親密關係中展現出來。一個人小時候沒有得到父母的關愛，在成長過程中就會不自覺的，不斷尋找填補在原生家庭所失去或不足的愛。

在我那年代出生的孩子比較多兄弟姊妹，父母因忙於工作，忽略孩子的心理需求，孩子難免會覺得不被照顧、不被愛，開始在心裡產生許多複雜的情緒，而對被愛、被照顧的需求深深根植於心底，形成一個無底洞，以致在成長過程中可能演化出討好、討愛、犧牲、爭寵、自卑、自大等個性，繼而影響人際關係，以及無法明辨是非，做錯決定。

缺愛討愛的孩子長大後，依然會是缺愛討愛的「孩子」，他們無時無刻都在索求他人的關注，要另一半必須滿足自己的需求，以填補內在缺愛的無底洞，否則就無理取鬧、哭哭啼啼、陷入憂鬱、自憐自艾，甚至自殘或以此來威脅對方「繼續愛自己」。

內心的無底洞是任何人都無法填補的。沒有足夠的智慧，就會產生貪念，一味想要得到更多，最終變成討愛的乞丐，討不到會失落，討到卻想要更多，討的過程中就注定要面對失落。另外，不懂得愛自己的人難以感受愛、認出愛、付出愛，即使被人所愛，也覺得不滿足，認為對方給予的愛不夠深、不夠多，這是痛苦的原因之一。

唯有療癒創傷，生命才有蛻變的機會。療癒，從覺察情緒的源頭開始，繼而回到內在，探索需要完成的生命功課。

## 療癒，而非壓抑

情緒是訊息的傳遞，沒有對錯之分，切勿把正向、主動、積極的情緒稱為「正能量」，而把反向、被動、消極的情緒稱為「負能量」。無論何種能量，都反映著內在能量失調的訊息。

通常，憤怒底下還存在至少一種其他情緒，原因很可能是那些情緒被壓抑，演化成複雜的憤怒。壓抑情緒，也許是因為不敢面對它，不敢表露、表達它，也可能是小時候在展露恐懼、悲傷、失落等情緒時被拒絕、傷害、責難過，漸漸產生

無力感、無助感。

長大後，表達情緒可能讓自己感到羞恥、價值感下降，或害怕別人看見自己脆弱的一面；甚至，害怕表達情緒會與人起衝突、爭執，因而長期承受情緒的擠壓，終變得暴躁易怒，而被壓抑的憤怒也會演變成恐懼、悲傷等複雜情緒。

有的人為了展現自己優秀的一面而壓抑「負面」情緒，也有的人藉著宗教信仰來壓抑情緒。可壓抑並不代表消融、消失，它總有一天會因著外在的契機而跳出來扯後腿，屆時將會造成更大的損失，如搞砸了人際關係，做錯重大的決定等等。

情緒產生時，頭腦會混亂且胡思亂想，呼吸會變得急速，身體僵硬，想要砸東西、罵人，甚至與人發生肢體衝突。覺察到情緒浮現時，記住！切勿立刻給予情緒任何回應，以免被情緒支配自己的言語和行為。

舉例說，有的打工族面對上司的提問時會易怒或恐慌，可能是他們心理上認為自己的能力受到質疑，但很多時候，上司提問只是為了了解工作狀況。這情緒的牽引，很可能是因為

小時候不被肯定或經常受到嘲笑與打擊而留下的陰影，不知不覺地在生活上演著一齣又一齣的「內心戲」。當覺知到情緒浮現並伴隨著「故事」時，應當深呼吸，盡量讓心情平復下來，此時你可以問對方，是不是自己有哪些地方出錯了？

情緒像一場來得快去得也快的風暴，同時會形成暗湧。人們應找一個適合自己的釋放方式，如寫日記、「話療」、運動；對我來說，最簡單的方法是觀呼吸，只要把注意力放在呼吸上，短短幾分鐘，情緒就能在一吸一呼之間平穩下來。

外在的世界是內在的小宇宙，唯有內在乾淨，外在才會變得清淨。然而，人們總是因為忙而騰不出時間給自己清理內在的垃圾。終日被負面情緒支配的人，時間長了就會甘於成為受害者，自憐自艾、愛抱怨、妒忌心重、看事情總是看壞的一面，甚至人見人怕，鬼見愁。要知道，日常生活中的態度決定了一個人的內在品質，反之亦然。

## 透過呼吸法釋放情緒

瑜伽行者認為，呼吸是將身體與精神聯繫起來的紐帶，呼吸方式與人的感情和心態有著本質的聯繫，平穩的呼吸節奏能

增強人的力量和活力，而有意識的呼吸控制亦能平穩情緒的波動，引導人回到強大且平靜的內在。所以，所有瑜伽經典理論都認定，呼吸是瑜伽實踐的源頭。

呼吸進來的氧氣在體內一直運行，持續填滿身體，維持能量正常運作；而呼出去的二氧化碳回到外在的世界，彼此形成無形的循環。正確的呼吸法能使心靈得以平靜，穩定情緒和清除雜念。

陰瑜伽練習強調「呼吸法」（Pranayama），原意是「呼吸控制法」。人們透過控制與操縱呼吸，掌握呼氣、吸氣和屏息的頻率與深度，逐漸減慢呼吸的速度以達到平衡，並借助呼吸的壓力對內臟器官產生按摩作用，從而潔淨和強化身體。

## 觀呼吸

呼吸是生命的基礎，而觀察呼吸，能加深對生命本身的認識，讓心變得穩定、敏銳和專注。觀呼吸建立在吸氣與呼氣之上的「正念」，意思是，在每一個吸氣和呼氣當下，建立在每一個所緣相之上的正念。開始時，把正念建立在呼吸之上，然後建立在各種覺受、各種心境之上，接著建立在無

常、苦、無我的法印之上，最後建立在捨離之上，這是修行的終極目標。

「安般念」（Anapanasati）或名出入息念，即觀呼吸，是開發明覺的入門禪修法。Anapana 的意思是呼吸，sati 的意思是「覺知」或「觀照」；在呼吸中保持正念，平靜地專注於每一次出入息，不理會念頭、一切妄想和外緣。練習者在過程中通過單純覺察與清楚掌握呼吸，達到正念，進而透過內觀實相，觀察自己所認知的整個世界，才能降伏煩惱，以覺醒、智慧的心，面對起伏的人生。

正念陰瑜伽，是透過結合陰瑜伽體式和如實如是的觀呼吸，了解身體與內心，把心安定下來、往內觀照。

「觀呼吸」對陰瑜伽初學者來說是一種虛幻的感覺，人們在姿勢停留的拉筋過程中，通常會因為酸痛感而憋氣，又會因內在情緒浮現而無法專注於當下。此時，可透過觀呼吸引導和釋放酸痛感，避免與情緒起舞。

逐漸地，練習者透過正念呼吸的引導，學會放下腦海中的念頭與思緒，在出入息中回到當下。當呼吸平穩下來，心也會

跟著靜下來，氣得以運行順暢，才能敞開心感受身體，從而放下對眼前事物的批判，如實地體驗過程。這也是養心的過程，把心養好，身體自然健康。

## 何謂正念？

正念源自佛教八正道之一。八正道，意謂達到涅槃的八種方法和途徑，包括：

1. 正見：正確體見諸法之理性而不謬誤，亦即堅持佛教四聖諦的真理。
2. 正思維：又稱正志，思四諦理，離諸雜念。
3. 正語：正確的話語，說話誠實可靠，符合佛陀的教導，不說妄語、綺語、惡口、兩舌等違背佛陀教導的話。
4. 正業：正確的行為，行為要符合佛陀的教導，不作殺生、偷盜、邪淫等惡行。
5. 正命：過符合佛陀教導的生活。
6. 正精進：精進意味著燃燒掉煩惱習氣，而非時間多少。
7. 正念：覺知自己。
8. 正定：禪定，分為兩種：
   第一種：心是「一」，所緣是「一」，心與所緣在一起，

然後禪定次第生起。重點是所緣，即與心取樂或鉤住的目標（Object）。

第二種：心與所緣是分離的，心執行的職責是知者、觀者。重點在於及時知道自己的一顆心迷失了。

佛陀以「四念處」親授修習專注的方向，包括身觀念處，受觀念處，心觀念處和法觀念處。四念處是正念的四個基礎，是對身、受、心、法的正念一身，陰瑜伽採用身觀念處和受觀念處。身，即正念安住在身體上，覺知當下的身體狀態或本質；受，即正念安住在感受上，覺知當下的感受是苦、樂、不苦不樂。

## 正念陰瑜伽協助情緒排毒

練習正念陰瑜伽的人較容易察覺與釋放情緒。在正念陰瑜伽的練習過程中，每一個姿勢停留，都為練習者創造與自身相處、對話的空間，繼而透過呼吸引導意識回到身體，感受呼吸、感受身體與內在情緒的變化。

身體深層的組織獲得拉伸時，氣得以順暢運行於經絡中，此時，能量層面的氣也會變得通順，過往淤塞在情緒層的各種

情緒，也會因為通道打開而獲得釋放。當各種負面情緒放開來後，我們可借助瑜伽重新體驗它，以達至身體層面與精神層面的排毒。

面對情緒的目的，是要知道自己的內在存有哪些因創傷殘留下的雜質，帶著智慧觀照它，明白情緒背後隱藏的故事，自然會有轉化負面情緒的能力。佛家認為，生活中的痛苦不是神的安排，而是自己的愚昧造成；生命中的幸福也不是神的恩賜，而是來自自己的智慧。無明，才是一切痛苦的根源，唯有明瞭世間萬物皆無常、都易逝，才能擺脫痛苦。情緒亦然。

為此，工作或家務再忙，也要保留時間給自己清空內在的雜質。我們可以透過陰瑜伽調息法讓心安靜下來；心靜下來，才能與身體產生連結，內在的聲音才會被身體的主人聆聽到，令你更有能力看待自己的人生，清楚知道自己做任何事情的意圖。

## 靜坐與靜心

靜坐是一種靜心的方法，以特殊的坐姿及有意識的呼吸，讓

腦波放慢、心靈逐漸平靜。正念陰瑜伽提倡以觀呼吸來靜心，這意味著無為，是一種純粹存在於當下的狀態，透過專注力與自我觀照，開啟內在的洞察力，了悟生命的本質、看清頭腦所製造的幻相。

「靜能生定，定能生慧」，靜心能培養人的覺察力，提升智慧，讓人們變得更有覺知。曾有研究顯示，一個人的大腦每天平均會浮現 9 萬到 13 萬個思想，而它們大部分不僅對生命毫無意義，還會產生自我毀滅且自相矛盾。佛陀曾說，靜心可以消除紛亂心思帶來的苦惱，從中培養專注力、同情心，還有歡樂。

內觀（Vipassana），是印度最古老的靜坐方法之一，意思是如其本然地觀察事物。但凡能使身體放鬆、心情寧靜、進入無念狀態觀照內在世界的方法，都可稱為靜心。入門者可透過聞香、音樂、精油、唱誦、呼吸等技巧獲得靜心的品質，人一旦把專注力轉入內在，靜心就已經開始。

靜心，源自英文「Meditation」（亦被翻譯為冥想），它與醫藥「Medicine」同一個字根，意味著靜心是一種療癒心靈的藥物。這種藥物的治療效果在於它的品質——進入一種自

我覺知的狀態，從混亂的頭腦中解脫，有意識地跟自己相處，不被情緒操控。

心一旦平靜下來，身體感到舒適，全身皆能放鬆，血液與氣脈則暢通，從而調伏煩躁不安的心，對心理健康的助益很大。此時，肌肉特別放鬆，走路也感到特別輕盈，它改變的不僅是身體，還有言行舉止和內在，氣質也會變得不同。

由於靜心讓身體進入深層的放鬆狀態，恢復身體能量，很多人一旦放鬆下來就會快速入眠。學生問我，靜心過程是不是不應該睡覺？我個人認為，雖然靜心是透過觀呼吸讓全身肌肉獲得深度放鬆，進而保持清醒和寧靜的覺知，不過如果感覺疲勞，那就應該睡覺。

當靜心融入日常生活中，就不再需要特定的技巧，行住坐臥之間，都是靜心。

我的學生當中不乏瑜伽老師，他們也會懷疑自己做得不夠好，質疑自己「我是誰」？迷失時，想要即時找回自己，找回平衡，靜心成了他們找到真正快樂的法門之一，從不了解和混亂的狀態回到和諧，回到自己真實內在的家。

靜心的第一步是放鬆，不控制、不判斷。躺在瑜伽墊上，不抱任何目的和期待，只要把心帶回到屬於自己的內心世界，不用很努力去做動作，就能讓自己得到很深層的休息。這是我們所稱的大休息法（Shavasana），就是外在的一切都停止了，全部事情、甚至頭腦都與你無關，身體鬆開，寧靜就回來了。你需要做的只是觀察呼吸，保持內在的覺知，短短 5 到 10 分鐘，就會得到深層的休息。

我在第一章提供的簡易靜心法，隨時隨地皆可進行，能讓你的肌肉放鬆，緩和大腦雜亂無章的思緒和內心複雜的情緒，讓身體的能量得以恢復平衡。要記住這一點──瑜伽沒有複雜的體式，躺著，坐著，皆是瑜伽。

## 冥想

人類自古已有練習冥想的宗教傳統，這是一種鍛煉心性的方法，在佛教和道教中稱為打坐，在佛教也可稱為坐禪。歷史淵源上，冥想是印度教、佛教、道教的修心行為，然而，它不一定要與宗教產生關係。

冥想是西方化的稱呼，在中國稱為「內觀」，心理學稱之為

「正念」。如今，西方有許多非宗教性的、以正念為基礎的冥想課程，甚至在醫學和心理學界流行，主要是因為冥想的過程對患有壓力相關健康狀況的患者有正面影響。

它是一種改變意識的方法，除了通過關注呼吸將心神收歸身體外，也採取盤腿坐或瑜伽姿勢，減低從外部的刺激。冥想的目的並非僅僅是放鬆身心，清除雜念，而是通過長時間反覆練習，獲得深度的寧靜，使頭腦進入更高的意識狀態，即禪的「入定」。

冥想，是瑜伽中最珍貴的一項技法，也是實現入定的途徑。一切真實的瑜伽冥想術，最終目的都在於把人引導到解脫的境界。瑜伽之祖帕坦伽利（Patanjali）在《瑜伽經》中提出了瑜伽必須的八個階段的修法，稱為「八支行法」。入定（Dhyan）是第七個步驟，亦稱靜慮，意味著靜心冥想。

入定的狀態是沒有任何東西在那裡，只剩下「我」待在一個極度覺知的狀態，而這個「我」並非「自我」（ego），它是梵文中的 asmita，意味著純粹的「是」；與「我是」（ahankar）不一樣，「我是」是「自我」。而當 asmita「是」也消失，不再有「我是」或「是」反映在自己身上時，稱為「三摩地」

（samadhi）、超意識、狂喜的狀態就會出現！然而，三摩地不是永恆的，它隨時都會消失、改變，所以需要持之以恆，方得力量。

八支行法的八個步驟是持戒（yom）、精進（niyam）、體位（asan）、調息（pranayama）、攝心（pratyahar）、凝神（dharana）、入定（dhyan）、三摩地（samadhi）。它們既是步驟也是主體：是步驟，因為必須一個步驟緊跟另一個步驟，這是一個成長的順序；然而，它們不只是步驟而已，也是整個瑜伽的主幹，有一個內在的統合，也是一個有機的統合體，那就是主體。

## 意識呼吸冥想法

意識呼吸冥想法是學習冥想的基礎，也是人們進入高級冥想法的基礎。每天進行意識呼吸冥想法，可緩解精神和身體的壓力，建立良好的身心狀態。

練習：

1. 選擇舒適的姿勢讓全身放鬆，雙手做智慧手印，或放在膝蓋上；放鬆臉部肌肉、眼睛、鼻子、嘴唇、舌頭，閉上

眼睛，把注意力放在呼吸上，用鼻子呼吸。無需刻意調整呼吸，僅觀察自己的呼吸狀態——呼吸的節奏、快慢、深淺，或者靜靜地體會呼吸時的緊張與放鬆。觀察自己呼吸的聲音。

2. 保持自然與平靜的呼吸狀態；盡可能放鬆自己，呼吸會在幾分鐘後慢慢平穩下來，你會變得越來越平靜。繼續觀察自己的呼吸，並體會呼吸的節奏和狀態。吸氣和吐氣會比之前更安靜、平穩，體會吸氣和吐氣之間的平和。你可以在心裡提醒自己：我正在緩慢地吸氣，我正在緩慢地吐氣。吸氣時，想像自己正在感受大自然給予身體的能量；吐氣時，感覺所有緊張、濁氣排出體外。

3. 當意識到自己無法專注在呼吸上時，繼續以平靜的心情觀察「游離」狀態，然後慢慢地引導意識回到呼吸上。練習者將隨著練習時間與次數的增加而變得熟悉和易於適應，同時也會變得越來越舒適、越來越平靜。

4. 你可以根據自己的狀態來調節冥想時間的長短。剛開始時，練習時間可在 5 分鐘左右，然後逐漸增加。

## 冥想坐姿

坐姿可協助一個人在冥想過程中保持身體上的舒適,以及呼吸上的平穩。倘若姿勢不正確,冥想就會受到干擾,進而影響冥想的品質。

許多人冥想時都會採取蓮花座,但是,由於每個人的身體構造不一樣,所以此坐姿並非適合所有人。坐姿,應以個人在冥想時能夠維持軀幹穩定,呼吸順暢為主。

初學者建議先以最簡單的高位坐(Maitri asana)開始,它非常適合有脊椎問題以及不習慣坐在地上的人。在高位坐中,你只需舒適地坐在椅子上,然後保持雙肩和手臂放鬆;雙手可以做智慧手印放在膝蓋上,此手印有助於能量循環。

此外,簡易坐(Sukhasana)和吉祥坐(Swastikasana)比較適合雙腿與膝蓋不靈活、大腿肌肉僵硬的人,倘若在坐姿中感到不舒服,可將毛毯摺疊起來,或用墊子放在臀部下方,以穩定骶骨。

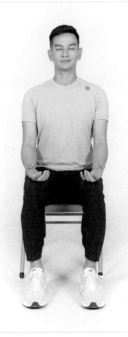

高位坐（Maitri asana）

冥想，是瑜伽中最珍貴的一項技法，也是實現入定的途徑。一切真實的瑜伽冥想術，最終目的都在於把人引導到解脫的境界。

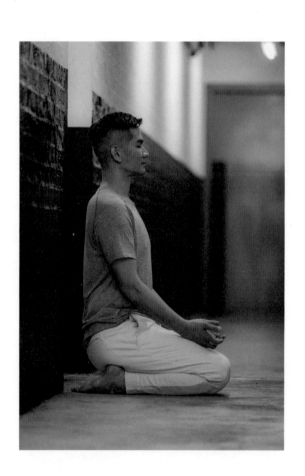

# 瑜伽五種冥想坐姿

# 簡易坐 Sukhasana

坐山式進入，雙腿向前伸直。隨意彎曲一條腿，然後彎曲另一條腿，將腳放在另一側大腿下面。雙手輕搭於膝蓋之上，也可以做智慧手印。保持頭部、頸部和背部臀部挺直，在一條直線上，閉上雙眼。放鬆全身，雙臂放鬆，不需要繃直。

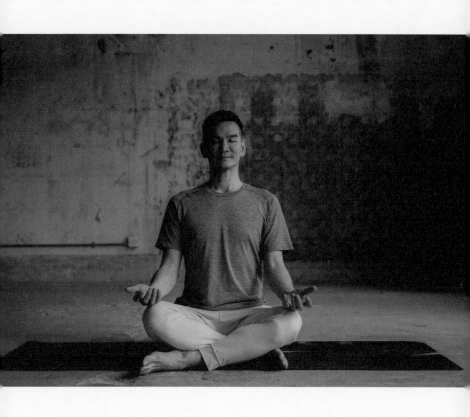

# 蓮花坐 Padmasana

坐山式進入，雙腿向前伸直。先彎曲一條腿，將腳放在對側大腿的上端，腳心向上，腳跟應該靠近腹部。然後彎曲另一條腿，將腳放在對側大腿的上端，也腳心向上。頭部和脊柱應該保持挺直，雙肩、雙臂放鬆，雙肘微微彎曲，雙手放在膝蓋上，做意識手印或智慧手印。閉上雙眼並放鬆全身。

注意：
患有坐骨神經痛、膝蓋無力或者膝蓋受傷者禁止練習；懷孕期間不建議做本體位法，因為雙腿的血液循環會減少。

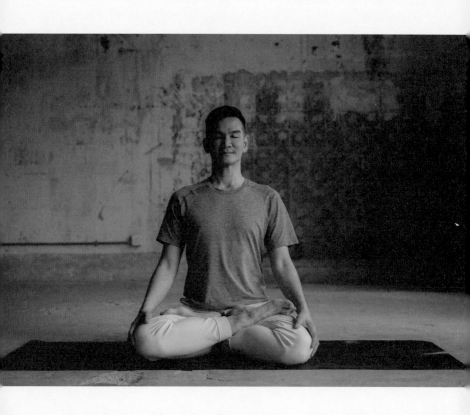

半蓮花坐

Ardha Padmasana

坐山式進入，雙腿向前伸直。彎曲一條腿，將腳底放在另一條腿的大腿內側。彎曲另一條腿，將腳心放在對側大腿之上。盡量讓上面這一隻腳的腳跟靠近腹部。雙手放在膝蓋上，做意識手印或智慧手印。保持背部、頸部和頭部挺直。閉上雙眼並放鬆全身。


注意：
坐骨神經痛患者或者膝關節受傷者不可練習這個體位法。

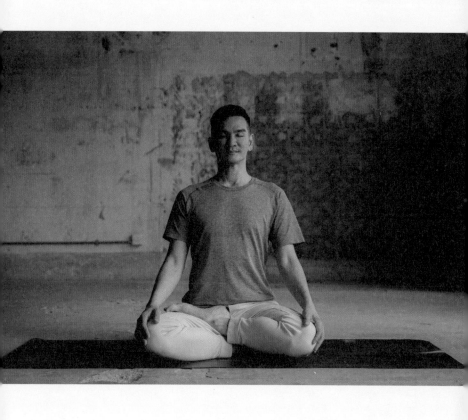

# 吉祥坐 Siddhasana / Swastikasana

坐山式進入，雙腿向前伸直。彎曲右腿，將右腳腳底平貼左大腿內側，右腳跟抵住會陰。彎曲左腿，將左腳腳趾和外側邊緣放進右大腿和右小腿肌肉之間的空隙裡。將左腳踝放在右腳踝正上方，使踝骨相觸，腳跟相疊。左腳跟位於會陰正上方，抵住恥骨。因此，會陰將位於雙腳腳跟之間。

雙腿此時應已鎖住，雙膝觸地，左腳跟位於右腳跟正上方。脊柱挺直，感覺身體似乎被固定在地板上。雙手放在膝蓋上，閉上雙眼並放鬆全身。

注意：
坐骨神經痛或者骶骨疾病患者應禁止練習這種體位法。

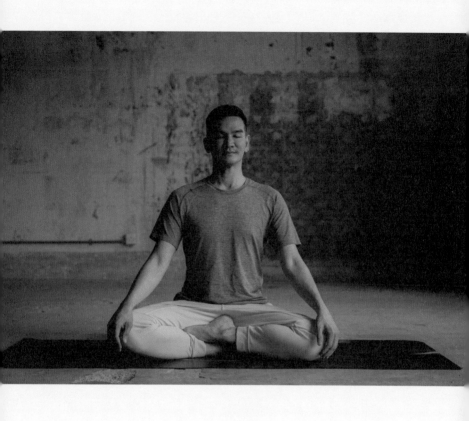

# 英雄坐

## Dhyana Virasana

坐山坐姿，雙腿向前伸直。彎曲左腿，放在右腿之下，左腳跟觸碰右臀。將右腿越過屈曲的左腿上方，使右腳跟觸碰左臀。調整右膝使之位於左膝之上。雙手交疊放在右膝上，或者分別放在兩隻腳上。保持頭部、頸部和背部挺直。閉上雙眼並放鬆全身。覺知鼻尖處的氣息。


注意：
坐骨神經痛或者骶骨疾病患者，膝蓋受傷禁止練習這種體位法。

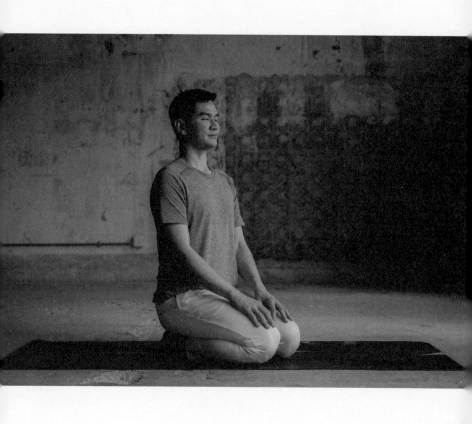

# 禪定

在梵文裡，禪定是「三摩地」（Samadhi），藏文直譯為「定恩進」。禪，發源於印度，是一種冥想。禪的本質是空，腦子裡沒有雜念是禪最基本的概念。如果有雜念，甚至語言文字，或是一些過去的雜想，就不是禪。

禪與中國文化融合後，與早期的印度禪已不同。印度禪以冥想為基礎，而中國禪除了指原來靜態的冥思外，連在動態中或有雜念也可以是禪，只要腦意識能安然，禪就會發生。

早期小乘佛教有「安般念」，即出入息法；原始佛教中，雜阿含所教的即屬於安般念。「安」是安定的意思，「般」是出入，「安般念」就是止息；止息不是止掉呼吸，是平穩安定的息，呼吸安然於一出一入間，在中國是較廣受重視的禪法。

早期的禪，是指人在靜下來後，在念與念之間迸發出來的智慧。因此，人要從世間的煩惱與雜念中解脫，才能進入禪的安然境界。把安般念落實在生活，是面對煩惱或問題時沉靜下來，從而獲得解決的方法。

## 心靜，則養心

常保心靜，是養心的方法。

心是君主之官，臟腑百骸均遵從其號令，人的聰明智慧也是從心而出。倘若一個人的呼吸沉重而粗糙，其精神通常也是粗野的。練習正念陰瑜伽，就是通往心意止息的道路之一。

做靜心、靜坐、冥想、觀呼吸，目的是達到「入定」和「入靜」。「入定」是指一個人進入某種平靜狀態以後，心中沒有一絲雜念，繼而驅動大腦進入空無狀態；「入靜」，是收攝一切心神，把自己的注意力集中到身體某一部位的肢體動作中，通過對肢體動作的有效指揮，來達到身心合一的目的。

佛教術語「止觀」，是止禪（奢摩他）和內觀（毘婆舍那）的合稱。止，巴利語「samatha」，音譯作奢摩他，意指平靜，是心處於專一、不動、無煩惱、安寧的狀態，即禪定的修行法門；觀，巴利語「vipassanà」，音譯作毘婆舍那，意指直觀覺照一切名色法（身心現象）的無常、苦、無我本質，即智慧的修行法門。

止觀，是禪定和智慧的並稱。「止」在前，先降伏煩惱，停止妄念；「觀」在後，斷諸妄念，證得「真如」。當止息一切妄念，心歸於專注一境的狀態，方開啟正智。天台宗倡導的「止觀雙修」，亦是佛教修習的一種法門，與禪宗的「定慧並重」、「定慧不二」的含義大致相同。

## 慢的力量

「慢活」一詞從九十年代開始出現在主流媒體，喚醒人們重新調整步伐。

慢，不是停下來不做任何事情，或做事拖拉，態度散漫；慢，是讓迷失的人及庸碌的都市人，為內在騰出空間，在生活騰出時間，用心感受、用心體悟，好好梳理自己的人生，想一想自己的生活，是否被甚麼東西吞噬著？

慢，不僅引導我們調整生活，精神、內在及靈性生活同時也獲得調整，以獲得心靈上的平安，成為一個內在有力量的人，繼而提升生活品質。

慢的力量，建立於專注。內觀禪、冥想、靜心，都能培養內

在的專注力，當專注力足夠的時候，不管外在是靜止還是流動，專注力皆無所不在。當專注於每個片刻時，正面或負面的情緒都是觀照、接納與認識的對象。

老子《道家》的人生三個最高智慧：柔、靜、慢，便是人生的修煉、修行。能夠做到柔、靜、慢，外緣的波動就不影響內在的穩定與安寧；而慢，是靜的前提。混濁的水必須靜下來才會清澈，映照世界，人心亦是。心靜，腦則靜；腦靜，心則淨，如此一來，才能克服煩躁、焦躁、急躁、暴躁、焦慮、疑慮等情緒，從而讓自己全面、深入地看事情，思考問題。

認知及在生活中落實柔、靜、慢之道，便能好好地養生，亦更能安身立命。

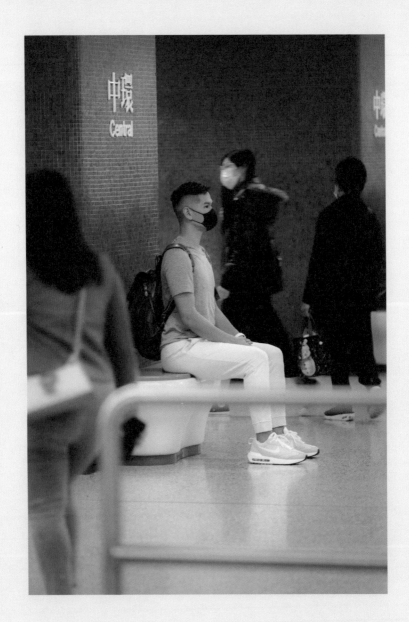

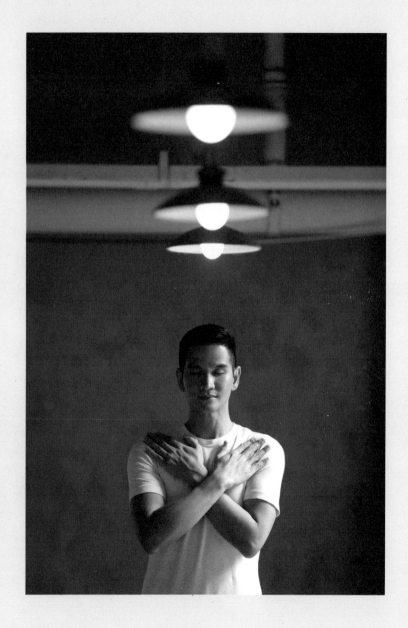

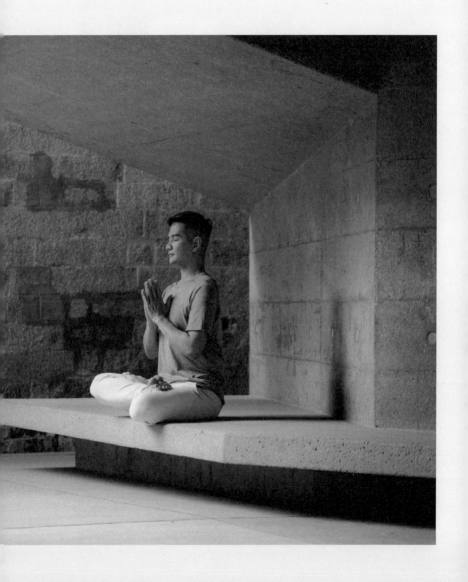

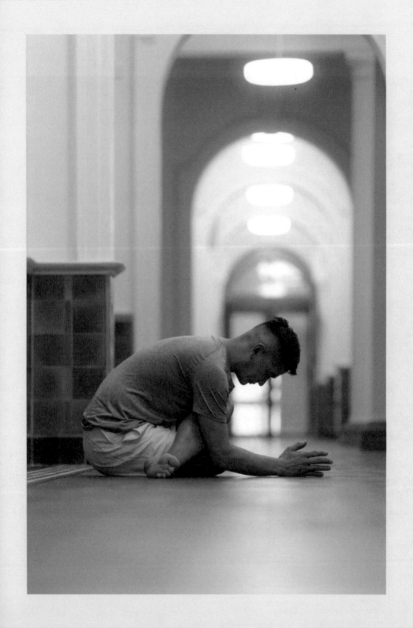

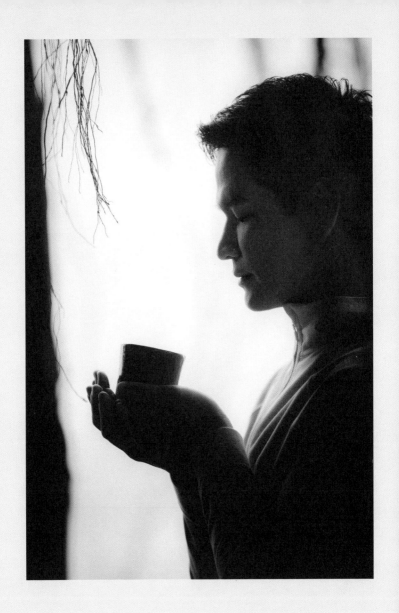

# 第五章

# 淨與靜

生活的藝術，
生命的智慧

在印度瑜伽的字意上，調息法的梵文「Pranayama」
由 prana 與 ayama 組成；prana 意指「生命能量」，
ayama 則是「擴張、伸展或有意識的控制」。
因此，Pranayama 被解釋為
「擴張生命能量的技巧」或「呼吸控制法」，
即「調息」，它能使神經系統安靜下來，
讓內心取得平安、平靜。

## 因果來自心念

所謂的因果，是由一個人的心念來決定。心念是意念，即潛意識，倘若不時時刻刻對自己的起心動念保持覺知，我們就很難覺察到自己的言行舉止被心念支配著。

舉例子來說，我們在某個假日約了一群親友或同儕聚餐，此時，你透過咖啡館的玻璃鏡看見大夥兒正聊得眉飛色舞，可當你推開門時，正巧與當中友人對看了一眼，此人就對大夥兒說「張曉莉來了！」此時大家不再繼續剛才的話題，縱使你並不知道大夥兒在你還未進來之前在聊些什麼，但你腦海中此時出現的念頭是——他們是不是在講我？

心念一起，腦海中就會開始出現更多念頭。你不斷地思索「他們在講我什麼？」「是不是傑克把我跟他講的秘密說出去了？」「還是我上星期跟奧黛莉埋怨露絲不加班的事她說了出來？」「不行！我一定要問他們為什麼出賣我！」「我要跟露絲解釋我沒有講她壞話！」最終，經過大腦「分析」出來的結論——他們剛才一定是在講我，一定是奧黛莉這女人背叛我！

於是，你開始對奧黛莉懷恨在心，疏離對方，過後甚至觀察

當天在場的人對你的態度是否改變了，但這觀察並非真的觀察，而是想方設法去「印證」自己的想法或揣測是事實。接著，你越想越不對勁，於是打電話問其中一個朋友，當天他們在你來之前聊了什麼？是不是有人在背後講了你壞話？

其實，這整個過程都是你在心念的支配和驅使下，在大腦輸入了「他們在背後說我壞話的訊息（心念）」，進而讓這訊息支配了你之後一系列的思想和行為。心念是「因」，而「果」就是你在心念產生那刻，給予的回應就注定下來，無論是好或壞，都是個人應當承受的「果」。

任何心念都會產生力量，並且，人們絕大部分時間都被無形的心念支配著自己的顯意識。正向的心念會把自己導向良好的發展，而帶著偏見的、錯誤的心念很多時候在童年時已經形成，人們卻不曾審視過它，以致一直被它驅使著。早年流行的吸引力法則，很多人知易行難，正是因為念力與心念不協同。

除此之外，絕大多數疾病除了和情緒有關，同時也與心念有關。治病先治心；調整心念，才能啟動自癒力，進而把健康找回來。

瑜伽大師艾揚格在《呼吸之光》（*Light on PRĀNĀYĀMA: The Yogic Art of Breathing*）中寫道——調息法是連接人類身體和靈魂的橋樑。練習調息，意味著控制心念和意識，它探究身體和心靈的密切聯繫，協助人們了解自己，是一門身心的科學。

## 正確的呼吸

人的生命，只在一呼一吸之間，一息不再入，生命就結束。

都市化發展帶來空氣污染問題，肺作為司掌呼吸最重要的器官，也是人體接觸外來空氣的第一道防線，倘若長期吸入受污染的空氣，所有臟腑自然也會受到污染。空氣過於乾燥或潮濕都不利於呼吸，而任何調息法，也應避免在空氣污染或天氣過冷的環境中練習，以免對肺部造成傷害。

瑜伽中的呼吸法和調息法是一樣的，但呼吸與調息本質上有區別。呼吸是基礎，是調息的一部分；調息是運用意識，通過調整呼吸使意氣相合，以後天氣換取先天氣。

雖然呼吸是人類的本能，然而，我們在緊湊的都市生活中日復一日，很可能忘了怎樣呼吸。新生兒的呼吸是腹部上下起

伏的，這便是與生俱來的、正確的呼吸方式。吸氣時，橫膈膜收縮並像活塞一樣向下移到腹腔，在胸腔中產生負壓，迫使空氣進入肺部，同時增加腹內壓，讓肚子向外鼓起來；吐氣的時候，橫膈膜放鬆向上移動，空氣從肺部被擠出來，肚子就會向內移動。

會忘掉有效的呼吸法，很可能是源自長期生活在高壓的環境下，加上活動量少，又不愛運動，以致呼吸肌，即參與呼吸運動的肌肉，如肋間肌、膈肌、腹壁肌、胸鎖乳突肌、背部肌群、胸部肌群等等變得無力，繼而造成呼吸逐漸淺短且沉重。

心理和情緒也會改變呼吸狀態。一個人在情緒緊張和壓力下，橫膈膜會變得扁平，呈現過度緊張的狀態，以致無法自主地呼吸。

當氧氣長期無法到達肺葉底部時，會影響換氣量不足，肺部只有三分之一參與吸氣和吐氣，另外三分之二便會積累許多二氧化碳，以致腦部缺氧，繼而出現頭暈、疲倦、嘆氣、昏昏欲睡、常打哈欠等症狀；久而久之，也可能因為慢性缺氧引發許多疾病。

有些人呼吸時會感到吸氣困難，原因是橫膈膜力量弱，無法自然下降。建議初學者先掌握吸氣，即打開胸腔的技巧，因為吐氣是很自然的動作，相對容易。一個人在放鬆的狀態下吸氣，胸腔自然就能打開。放鬆，是指舌頭自然地平放在口腔下面。

## 自然呼吸法的練習方式

自然呼吸法是簡單又輕鬆舒適的呼吸方式，任何時間皆可練習，關鍵在於順其自然，帶著平靜安定的心去鍛煉，久而久之，身心自然可獲得安定的品質。

**練習：**

1. 坐或仰臥，閉上雙眼，全身放鬆，把注意力全然放在自然的呼吸節奏上。觀察空氣隨著呼吸從鼻孔一進一出，吸氣時，感覺涼涼的空氣進入鼻孔；呼氣時，感覺溫暖的空氣從鼻孔排出。

2. 將意識放在喉嚨處。呼吸時，空氣由喉嚨上端一進一出，透過喉嚨、胸部流動到腹部，腹部隨著呼吸擴張和收縮。

3. 將意識放在腹部，觀察腹部在吸氣時隆起，呼氣時腹部內縮，至氣呼盡。

4. 最後，把意識放在從鼻孔到腹部的整個呼吸過程。

* 重複步驟 1～4 的練習，時間長短以自己的舒適度為準則。

5. 完成後，微微張開雙眼，眼珠緩緩做 360 度轉動，接著，輕輕鬆動脖子、頭部、肩膀和全身即可。

## 胸式呼吸錯了嗎？

快速的生活節奏促使人的呼吸節奏跟著變快，一如胸式呼吸法，這種呼吸方式吸得較淺，通常只有上三分之一的肺部有空氣進出。練習陰瑜伽時，通常不鼓勵做胸式呼吸。

由於吸氣較淺，可以幫助快速換氣，特別適合用在陽性運動，如跑步，因為做劇烈運動時，需要短時間內讓大量空氣進出，以提高心肺率。可是，如果日常生活中也維持胸式呼吸，長期下來，恐怕心臟負荷不了，會引致頭暈目眩、嘔吐、胃病等症狀。

當意識到自己呼吸淺短或經常憋氣時，需要提醒自己多練習橫膈膜調息法。

## 左右鼻道的功能

人雖然有兩個鼻孔，但在正常狀態下，我們每次呼吸都只用一個，醫學上叫做生理性鼻甲周期。鼻道的作用是讓人體進行正常的換氣，兩個鼻道交替使用的目的，是當一個呼吸時，另一個養精蓄銳，以為下一個循環做準備。

鼻道的鼻甲黏膜中，有由很多血管和結締組織構成的勃起組織，兩個鼻孔的勃起組織會進行一些有節奏的收縮和擴張，以讓一個鼻孔通暢，一個堵塞。這個感覺在睡覺的時候特別明顯，與感冒無關，且幾個小時循環一次。

右鼻道是陽。右鼻孔呼吸對應身體中的滋養能量，主導活力、清醒、意志力。用右鼻孔呼吸，身體體溫會逐漸上升，能夠提升能量，促進消化和新陳代謝，心態會更加積極。但如果太過，就會導致情緒亢奮，嚴重會焦躁不安。

左鼻道是陰。左鼻孔呼吸對應身體的清潔能量，主導平靜與

敏感性，可以抑制衝動飲食。用左鼻孔呼吸，身體體溫會逐漸下降，給人帶來安神、平和、調整休息、放鬆的效果。但如果太過，就會令人疲乏無力、睡思昏沉、產生消極心態。

## 瑜伽調息法

每一次的呼吸，都是從宇宙生命氣息中汲取養分。

有意識的呼吸控制，即調息，可平抑情緒的波動，協助人們找到強大、平靜的內在自我。瑜伽經典理論認定「呼吸是瑜伽實踐的源頭」，而調息，便是潔淨身體，淨化心靈與靈魂的過程。

在瑜伽呼吸的練習過程中，吸氣和呼氣的比例是 1：2，即吸氣 4 秒，呼氣 8 秒。有經驗的瑜伽練習者，會在吸氣和呼氣之間加入「懸息」，比例是 1：4：2，即吸氣 4 秒，懸息 16 秒，呼氣 8 秒。

在瑜伽的各種冥想形式裡，這類調息法也用在冥想前的練習。初學者不容易直接進入冥想，因為神經系統、大腦和身體尚未處於穩定狀態，以致較難達到「定」（Dhyana），身

體容易產生痠癢和酸痛。

瑜伽的各種調息法皆能讓初學者專注於當下。剛開始可先練習呼氣和吸氣，掌握一定規律後再進行懸息練習。建議初學者先從 1：1：2 的比例練起，再循序漸進。

## 懸息與屏息的差別

瑜伽的呼吸法只運用「懸息」（Kumbhaka）。雖然懸息與屏息都是止住呼吸，兩者卻有區別。

懸息時不可以關閉氣門，而是讓呼吸系統處於靜止狀態，不呼也不吸，此時呼吸道是暢通的，胸腹部依然是放鬆而平靜的。懸息練習法，是分別在用左右鼻孔吸氣或呼氣後，止息16 至 64 節拍。止息，就是懸息。

呼吸，是指吸入生命能量；懸息的用意，就是將這股生命能量保存在心輪，提升內在能量，以解剖的角度來說，能排除肺部的毒素，即身體內的二氧化碳。

此時，你的語言、感覺和聽覺都會受到控制，意識可暫時從

各種感情糾葛中解脫出來，身心異常寧靜，有利於注意力的集中，可作為瞬間凝神專注的重要方法之一。

屏息，就是憋氣，通過閉鎖咽喉、關閉氣門，使呼吸處於停滯狀態，此時，胸腹部會感到明顯的壓力。屏息有兩種情況：呼氣後的屏息和吸氣後的屏息。屏息有利於加強腰腹部的支撐力，便於短時間內的烏佳依喉發力與堅持，例如用力搬東西時。

## 手印的含義

練習調息法時，一隻手的拇指和無名指分別控制左右鼻道，另一隻手則以手印放在腿上，以協助增強注意力，並引導能量流通。

手印（Mudra）是指瑜伽練習時手的姿勢，又稱為「印契」，最早出現的是九手印，也被稱為「佛教手印」。梵語中的Mudra，本來的意思是「印」、印契，引申為「契合」，它最接近瑜伽（Yoga）「一致」、「結合」的本義，不僅僅局限在連接兩根或多根手指，還可以結合體位法、調息法、收束法和凝視技巧遍及全身。

在契合法中，「印」包含「手印」和「身印」，即用手或身體做出各種姿勢。而每根手指都具備特定的含義，即：

拇指：自我意識
食指：智慧能量
中指：挑戰壓力
無名指：生命力
小指：交流和溝通

根據哈塔瑜伽的理論，練習者在脈輪冥想中結合手印，更有助於創造能量（prana）流動和打開受阻的脈輪。倘若要強化其效應，可配合吟唱與脈輪相應的梵音。練習過程中，把注意力放在相關脈輪上。

# 脈輪冥想與相應手印和梵音

**海底輪 Muladhara**
位置｜生殖器和肛門中間
　　　的會陰
手印｜拇指指尖和食指指
　　　尖接觸，形成環狀。
梵音｜LAM

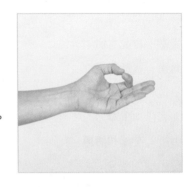

**臍輪／生殖輪**
Svadhisthana
位置｜恥骨上方到肚臍的
　　　位置
手印｜兩手交疊，掌心朝
　　　上；左手掌在下，
　　　右手掌在上，放在
　　　臍部。雙手拇指輕
　　　輕接觸。
梵音｜VAM

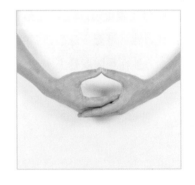

## 太陽神經叢 / 胃輪

Manipura

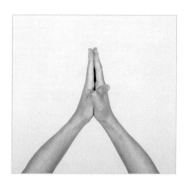

位置 | 肚臍上方與胸骨下
方的橫膈膜上

手印 | 雙手合十，指尖向
外且兩拇指相互交
疊，置於胃部下方。

梵音 | Ram

## 心輪 Anahata

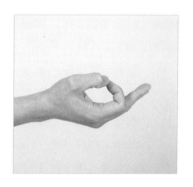

位置 | 與心臟同高

手印 | 雙腳盤坐，食指尖
和拇指尖碰觸。左
手掌放在左膝，右
手放在胸部與胃部
之間。

梵音 | YAM

注：此手印效用特別強烈，不
須吟唱也可感受到。

喉輪 Visuddha

位置｜喉嚨的底部

手印｜雙手手指交叉，拇
　　　指相觸，形成圓形。

梵音｜HAM

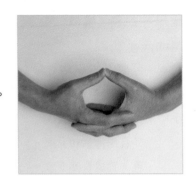

眉心輪 Ajna

位置｜兩眼眉心上方

手印｜手掌放在胸部下
　　　方。中指伸直，指
　　　尖碰觸；其餘手指
　　　相觸，於指尖開始
　　　的第二指節處彎
　　　曲；拇指指向自己。

梵音：OM / AUM

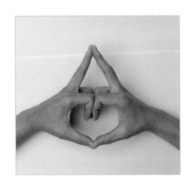

頂輪 Sahasrara

位置｜ 頭頂之上

手印｜手掌放在腹部前
　　　方。雙手手指交
　　　錯，左手拇指位於
　　　右手拇指下方。無
　　　名指指尖相觸朝上。

梵音｜NG

注：倘若未建立足夠的海底輪能
量，不建議進行打開頂輪的冥想。


## 九種傳統瑜伽調息法

在瑜伽理論裡，當人控制生命之氣後，即可控制宇宙中的其
他能量。以下介紹的 9 種傳統瑜伽調息法，建議進行練習前
先了解自身的健康狀況來選擇適合自己的調息法。雖然，調
息法似乎蘊藏神秘的色彩，只要持之以恆，便能有效的改善
身心靈的健康。

## 聖光調息法 Kapalabhati

在梵文中，「Kapala」意指頭顱，「bhati」是閃閃發光的意思，
Kapalabhati 的原意是一種可以感受到頭顱發光的呼吸法，事
實上屬於瑜伽潔淨法（Kriya）之一，能有效清潔呼吸道、
支氣管與肺部，提升新陳代謝與臟器功能，同時讓大腦獲得
充分休息，緩和大腦心血功能。

**練習時間與時長：**

早晚一次，每次三輪，每輪 11 次

**練習：**

1. 自然吸氣，直到氣體充盈肺部。
2. 感覺橫膈膜下降，肺部擴張，腹部鼓起，然後提起鎖骨，
   讓胸腔擴張。
3. 從兩個鼻孔用力呼出氣體。
4. 呼氣時用力；收緊腹部肌肉幫助氣體排出，時間要比呼氣
   短一些。

* 可反覆 15 分鐘，每 5 分鐘休息 1 分鐘。

## 風箱調息法 Bhastrika Pranayama

Bhastrika 字面意思是風箱，此調息法的特徵是透過連續的呼氣，讓更多空氣進入體內，以產生熱量，使腹部肌肉、脾臟、肝臟、胰臟的活動旺盛有力，增加食慾，改善消化功能；亦有助潔淨鼻竇，清除喉部的黏液和消除喉嚨發炎，對哮喘、肺結核和胸膜炎也有助益。根據《哈塔瑜伽導論》，此呼吸法能迅速喚醒昆達利尼，昆達利尼是一種常被描述為「能帶你到達任何境界的瑜伽，它指的是「內在覺醒」的能量，協助我們將意識提升至最高境界。

**練習時間：**

白天

**練習：**

保持舒適的冥想坐姿，挺直頭部和脊骨，閉上雙眼，放鬆全身。

第一段：

1. 右手放在臉部前面，食指和中指放在前額，拇指在右鼻孔旁、無名指在左鼻孔旁，小指伸直。左手放在左膝上。
2. 以拇指壓住鼻旁，閉住右鼻孔。腹部快速而有節奏地擴

張、收縮，空氣經由左鼻孔快速被吸入和呼出 20 次。

3. 深吸一口氣，用拇指及無名指從鼻子兩旁壓迫，進行收頷收束法和會陰收束法（詳見後文），保持幾秒鐘，然後呼氣，並恢復正常呼吸。

4. 用無名指閉住左鼻孔，腹部快速而有節奏地擴張、收縮，空氣經由右鼻孔快速被吸入和呼出 20 次。

5. 再次深吸一口氣，重複進行第 3 步的練習。

* 完成以上動作為一個回合，做 3 個回合。
* 每做一個回合充分休息一下，以保持放鬆。


第二段：

1. 按第一段同樣的坐姿坐定，雙手放在雙膝上，同時通過兩個鼻孔，快速呼吸 20 次。

2. 接著深吸氣，屏息，進行收頷收束法和會陰收束法，保持幾秒鐘，呼氣，恢復正常呼吸。

* 完成以上動作為一個回合，做 3 個回合。
* 每做一個回合充分休息一下，以保持放鬆。


**注意：**

高血壓患者、暈眩、頭暈者、心臟疾病患者、疝氣、癲癇病、胃病患者、身體虛弱和肺活量小的人、患有嚴重耳、眼

有意識的呼吸控制，即調息，可平抑情緒的波動，
協助人們找到強大、平靜的內在自我。

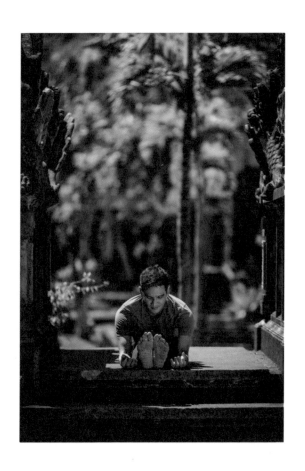

疾病的人請不要練習。

眩暈和出汗，或出現其一，意味作法不正確。

練習時應避免劇烈呼吸以及過度搖晃身體，感到發暈表示方法有誤。

## 清涼調息法 Sitali Pranayama/ Sikali Pranayama

Sitali 有清涼、放鬆的意思，是一種以嘴巴吸氣的練習法，多用在高溫瑜伽（Hot Yoga）。它可舒緩眼睛和耳朵的壓力；平衡體溫，降低興奮的情緒，迅速放鬆身心；有助降血壓，疏通經絡，祛肝火、益脾胃，促進肝臟、脾臟的活動，增強消化機能；潔淨血液，促進生命之氣在體內流動。

**練習時間：**

睡前

**練習：**

1. 作舒適的冥想坐姿，如蓮花坐或至善坐。

2. 雙手做冥想契合手勢放在雙膝，保持頭、頸、背挺直。

3. 閉上雙眼，放鬆全身。

4. 張開嘴，把舌頭伸出唇外，舌頭左右兩邊向中間捲起，

形成一個 U 形管狀。

5. 通過舌頭小管緩慢、深長地吸氣，舌頭和上顎感覺涼爽。

6. 空氣通過舌頭時發出自然的嘶嘶聲。

7. 完成吸氣後，收回舌頭，閉上雙唇。

8. 低頭，將下巴放在鎖骨間的凹陷處做喉鎖，舌尖向後抵住上顎，止息約 5 秒或是更久。

9. 鬆開喉鎖，頭回正，輕柔從鼻孔吐氣。

\* 完成以上動作為一個回合，持續 10-20 次即可。


**注意：**

低血壓患者、心臟病患者、呼吸系統疾病，如哮喘、支氣管炎等患者請不要做此練習。

並非每個人可以做到捲舌。


## 蜂鳴調息法 Bhramari Pranayama

英文稱 humming bee breath，能緩解緊張、焦慮和易怒的情緒，有助降低血壓，維持平和的心態，還能消除咽喉不適，對嗓子非常有益。

**練習時間與時長：**

深夜或黎明，其他時間也可。

**練習：**

1. 選擇安靜的場所，按一種舒適的瑜伽坐姿打坐，脊柱挺直。

2. 閉上眼睛，把意識專注於呼吸，全身放鬆。

3. 輕輕閉上嘴，牙齒略微分開，放鬆頜骨。

4. 用兩根手指塞住雙耳，意念守在眉心輪。

5. 用鼻子深吸氣，感覺橫膈膜下降，讓肺擴張，下腹鼓起。

6. 嘴巴繼續閉緊，上下牙齒分開，緩緩呼氣，從喉嚨輕柔地發出如蜜蜂般連綿不斷的嗡嗡聲。

7. 呼氣時緩慢有節奏，將意識集中於聲音的振動上面。

8. 完成吸氣和呼氣為一個回合。

   * 初學者 5-10 遍，逐漸增加到 10~20 分鐘，練習時間最長 30 分鐘。

**注意：**

耳部疾病、心臟病患者練習時，不要屏息。

不要採取俯臥的體位，以免壓迫聲門，對肺部造成損傷。

## 腹式調息法 Abdominal Breathing

也稱橫膈膜調息法（diaphragmatic breathing），可促進全身氣血循環，按摩腹部內臟，協助排出肺底的廢氣，不僅用在瑜伽，也常用於所有靜態活動。橫膈膜是一塊把肺和腹腔器官分開的、強有力的膜狀肌，其力量越大，吸入肺臟的空氣就越多。

**練習時間與時長：**

每次 5 至 10 分鐘。

**練習：**

1. 以舒服的坐姿坐定，腰背挺直，脊柱向上拔高。
2. 一手放在肚臍下方小腹的位置，以幫助感受呼吸時腹部的收縮；另一手放在鼻子前面，幫助感受氣體的呼出。
3. 隨著呼氣把腹部收緊，然後深深吸氣，手隨腹部隆起而上升，胸部不要擴張。
4. 緩緩呼氣，腹部向脊柱方向用力收緊，以最大量將空氣從肺部驅出。

**注意：**

練習時，不要活動胸廓和肩膀。

## 太陽調息法 Surya Bhedana Pranayama

Surya 指太陽，Bhedana 有穿透、穿越或打破的意思。太陽調息法的命名，源自此練習由連結陽脈（Pingala Nadi）的右鼻孔主導，以右鼻孔吸氣，而以連結陰脈的左鼻孔吐氣。由於通過手指控制鼻孔，空氣進入得更緩慢和穩定，在肺部充得比練習烏佳依喉呼吸法（見後文）時更滿。此調息法可激發右脈能量，促進新陳代謝，增強消化系統，尤其適合脾胃弱的人，也有助改善鼻竇炎。

**練習時間：**

白天

**練習：**

1. 作至善式、英雄式或者蓮花式坐姿。
2. 從尾椎到頸椎向上拉伸脊柱，保持軀幹挺直上提。
3. 從頸椎背部低頭，練習收頷收束法。
4. 閉上眼睛，向內審視。

5. 左手腕放在左膝蓋上，掌心朝上做智慧手印式，手指保持放鬆。

6. 彎曲右臂，右手放在鼻子上。

7. 大拇指尖輕按右鼻孔，讓通道保持半閉狀態，不要移開；無名指和小指閉上左鼻孔，以免空氣進入。慢慢吸氣，把整個肺臟都充滿。

8. 完全吸氣後，用大拇指尖輕輕壓住右鼻孔，這時兩個鼻孔都被堵住，屏息一秒鐘。

9. 放掉左鼻孔上的手指，緩慢、穩定地呼氣。

10. 完成以上動為一個回合。初學者至少做 3 個回合，隨經驗增加到 8-10 個。

11. 完成最後一個回合後，放下右臂，以智慧手印式把手放在右膝上，保持一會兒。然後，輕輕抬起頭，睜開雙眼，以攤屍式躺下。


**注意：**

勿在飯前或飯後立即練習。

心臟病、高血壓、癲癇患者請不要練習。

## 月亮調息法 Chandra Bhedana Pranayama

促進副交感神經，有助靜心、平衡內心、調節怒氣、緩和情緒、消除緊張；減少煩躁、焦慮、壓力，讓過熱的身體涼下來，鎮定神經，降低高血壓、改善失眠，以及使身體產生清涼感。

**練習時間：**

晚上

**練習：**

1. 取一舒適的冥想坐姿，如蓮花坐或至善坐。
2. 保持頭、頸、背挺直，閉上雙眼，放鬆全身。
3. 右手拇指輕壓右鼻孔，水左鼻孔緩慢吸氣；無名指壓住左鼻孔，再從右鼻孔呼氣。
4. 感受冷卻感遍及全身。繼續平順、輕鬆的呼吸。

\* 重複幾分鐘或是 12-18 次。

**注意：**

心臟病、低血壓患者不適宜練習。

患有感冒、咳嗽的人群在冬季不宜做此練習。

# 清理經絡調息法 Nadi Sodhana Pranayama

Nadi，是把能量傳到全身的經絡，Sodhana 指清理，清理經絡是為了淨化血管和神經，以更有效地發揮作用。英文稱「alternate nostril breathing」，所以也稱「左右交替鼻孔調息法」，幫助潔淨經絡，提高意志力、決心和定力，同時進一步幫助練習者控制感官，導向自覺。

**完整回合是：**

一、右鼻孔吸氣，左鼻孔呼氣；二、左鼻孔吸氣，右鼻孔呼氣。

**練習時間：**

每次 5 至 10 個回合。

**練習：**

1. 以至善式、英雄式或蓮花式坐姿。輕輕閉上眼睛，放鬆全身。
2. 從頸椎背部低頭，練習收頷收束法。
3. 以智慧手印式把左手掌放在左膝上。
4. 右手的拇指和無名指分別輕按在兩個鼻孔上。
5. 稍微放鬆大拇指，但不要移開，透過半閉的右鼻孔充分呼

氣，開始清理經絡練習的回合。

6. 吸氣後，用右手拇指按住右鼻孔，從左鼻孔呼氣。

7. 左鼻孔再吸氣，然後用右手無名指按住左鼻孔，右鼻孔呼氣。

8. 再用右鼻孔吸氣，然後用右手拇指按住右鼻孔，左鼻孔呼氣。

9. 完成以上動作為一輪。

* 可以重複 10-15 輪。


## 烏佳依喉呼吸法 Ujjayi Pranayama

Ujjayi 梵文為勝利的意思，也稱「勝利呼吸法」，因練習過程中聲門收縮，發出類似海浪的聲音，又稱「海洋呼吸法」。此法可活化喉嚨並增加熱能，與拜日式搭配練習，有助身體淨化與排毒。整個呼吸過程緩慢而深長，吸氣感覺發出「薩」（sa）的聲音，呼氣發出「哈」（ha）的聲音，能在短時間內溫熱身體，集中專注力。


**練習時間：**

全日皆可

**練習：**

1. 雙手做冥想契合手勢，放在雙膝。

2. 保持頭、頸、背挺直。閉上雙眼，放鬆全身。

3. 兩個鼻孔同時進行呼吸。

4. 把意念放在呼吸上，使其變得平穩有節奏。

5. 把意念放在喉嚨，想像吸氣和呼氣是透過喉嚨完成。

\* 持續練習 10-20 分鐘，或全日。

**注意：**

患有腰椎間盤突出，脊椎無力者可採取鱷魚式姿勢。

## 三個能量收束法

能量收束中心是身體內的能量大門，能夠幫助調節呼吸的流動。「收束法」的梵文為 Bandha，意為「約束控制、封鎖封印」，在瑜伽裡是特有的練習方法之一，可集中和控制散佈在體內各處的氣息能量，從而產生更多能源，並更有效地利用。

練習收束法能培養和增加人體內的能量，結合烏佳依喉呼吸（ujjayi）更能呈現出神奇的效果，當這股力量正確地運行

時，體位就會由身體內部顯現出來。

瑜伽主要有三種收束法，即收頷收束法、收腹收束法和會陰收束法。當同時鎖住三個能量收束中心時，叫做「mahabandha」，也就是「偉大的鎖住」。

## 收頷收束法 Jalandhara Bandha

廣泛運用於呼吸控制，可讓心臟、脖子和頭部的血液循環更加規律，同時引導上方的能量向下會和。

它由凝視點（dristi）或頭部姿勢而產生，自然地出現在許多體位中，比如說肩立式，以及拜日式 A（Surya Namaskara A）的第六個姿勢下犬式，便是最好的證明，主要運用在調息法。這把鎖能在懸息時防止身體氣場能量流失，並預防對頭部造成任何壓力。

**練習：**

收縮喉嚨後側的肌肉，讓下巴去找胸腔。

## 收腹收束法 Uddiyana Bandha

這是所有收束法中最有動律感的一種，練習者可在呼氣的尾聲輕易發現這個收束法「空洞」的位置。這種「空洞」在下犬式（Adho Mukha Svanasana）中最能體驗到，然後維持身體平衡，以調節和平衡呼吸的節奏。

收腹收束法與橫膈膜、肋骨及肋間肌的運轉有直接的關係，在烏佳依喉呼吸（ujjayi）的進展中起著至關重要的作用。呼氣時，橫膈膜放鬆，向上移動到肺部把空氣擠出去，而內部的肋間肌通過把肋腔拉低來完成這個動作，目的是收緊從肚臍往下到恥骨的腹壁，以支持和保護所有內部器官和下背。

這種腹部控制為接下來的呼吸奠下基礎。當橫膈膜向下彎曲時，練習者用烏佳依喉呼吸吸入的空氣擠進肺中，外部的肋間肌肉便提高肋腔，擴張胸部，並把肺部擴展到最大的容量。練習者一旦熟練地掌握它，便可微妙地控制下腹，使其柔軟和穩固。

收腹收束法是一種普遍令人受益、全日都可以練習的技巧，它有助支持下腹內的消化器官，並在屈身或上抬時保護下

背。經常練習可按摩心肌，讓能量向上來到胸腔。

**練習：**

先完全呼氣，然後懸息，腹部肌肉向內和向上收。保持盡量長的時間，根據自己身體情況進行。

## 會陰收束法 Mula Bandha

又名根鎖。人體的根基在會陰，收束會陰幫助平衡性慾，讓下行氣上升，和上行氣匯合。

會陰收束法非常難掌握，因為它是全面擠壓肛門括約肌的動作。男女對於此收束法的定位體驗各不相同，練習者可在任何時候練習，直至把這個動作做到正確為止。一旦掌握後，應用起來便會更輕柔。

在練習的過程中，把專注力放在喉頭的位置，然後你會發現當腹中的空氣呼盡時，會隨著吐氣發出細細的聲音，如果身體運轉協調，會隱約地感覺到肛門括約肌在輕微地收縮，整個生殖系統區域，包括會陰處都在向內、向上緊縮。這動作是「骨盆底部」上提，能強健消化器官。

會陰收束法是保護身體的安全鎖，把能量封存於體內，然後指引它穿過能量通道向上游動。此外，不管根基是腳、手還是臀部，會陰收束法皆能為穩固的根基提供必要的基本能量。

**練習：**
收縮盆底肌，就像小解時中斷尿液流出啟動那些肌肉。

# 第六章

# 養

養身、養生、養心

身心靈的健康來自「養」；除了透過食物，
也透過陰瑜伽、正念、靜心、呼吸法、靜坐、
冥想，來達到養身、養生、養心之目的，
讓長時間身處煩囂鬧市的都市人培養起和諧的
心境，與城市和平相處。

# 瑜伽中的飲食非暴力

「非暴力」（Ahimsa）是《瑜伽經》八支戒律其一，意味著不傷害他人、自己或自然，不用消極的態度去看待他人或自己，確保我們所做的和如何做都是為了和諧，而不是傷害。

「非暴力」包含身體上的非暴力、思想上的非暴力、言語上的非暴力和飲食上的非暴力。要在擁擠的城市裡修煉非暴力思維，對現代都市人來說實屬挑戰，許多人在情緒的擺佈下，一秒之內就觸發暴力機制。尤其當手機成了都市人忙碌生活裡最方便的消遣，進而佔據都市人的生活，使之沉迷其中後，不少都市人醒著時都離不開手機，無論是吃飯、走路、乘搭公共交通時都在漫無目的地刷視頻。長時間以不正確姿勢使用手機，除了對身體健康如肌肉、筋膜、結締組織、骨骼等等構成嚴重影響，且不斷接收無謂的訊息，也會影響情緒，導致消化不良。

飲食上的暴力則輕易得多。民以食為天，飲食作為人類的生存基本需求，須以醫食同源為原則。壓力大的都市人難以過上規律的生活，更別說保持遵循大自然規律的飲食習慣。面對壓力，人們以暴飲暴食、酒精、重口味的食物來安撫自

己，彷彿飲飽喝醉後，煩惱就會消失。

「飲食自倍，乃傷腸胃」，不當的飲食習慣會導致腸胃疾病，加上都市人生活節奏急促，為應付繁忙的都市生活，連吃也得講求快速及效率，很多人一日三餐都到便利店、快餐店或餐廳解決。尤其在香港茶餐廳，點餐慢半拍都會被大聲伺候，以致都市人早就忘記在生活細節上養生的重要性。

不正確的飲食除了會損傷消化系統，過辣的、過刺激的、過量的飲食，都屬於飲食上的暴力。正確的飲食除了能夠治療與預防疾病，也可潔淨氣脈，改善體內新陳代謝、增加身體柔軟度和肌力，以便更輕鬆地練習體位法。

瑜伽學說裡的「飲食上的非暴力」原則，是指不以殺害動物作為食物的主要來源。只要懂得將瑜伽哲學落實到生活當中，飲食上自然會修正過來。

遵循瑜伽戒律的瑜伽修行者都知道，健康飲食對於瑜伽修行是非常重要與基本的要求，「You are what you eat」，說明「人如其食」。被後世尊稱為「西方醫學之父」的古希臘醫學家希波克拉提斯（Hippocrates），在 2,500 年前就提倡「你的食物，

就是你的醫藥」，意即不當的飲食會引起疾病，反之亦然。

## 三大種類瑜伽飲食

醫食同源，是中國與印度古老的養生智慧，也是傳統醫學的基本觀念，其意為醫藥和食物如出一轍。所謂「三分練，七分吃」，健康的體魄除了來自鍛煉身心之外，在日常飲食中也可達到滋補強身，維持身心健康及防治疾病的作用。即，所謂的食療，是「養」之關鍵。

瑜伽先哲根據食物對於身心靈的影響，將食物分為以下三大類。

### 一、悅性食物（Sattva）

來自大自然的食物，通常包括穀類如米、小麥、大麥，各種豆類和水果、牛奶及其奶製品等等。食用後，身體和心靈皆感到舒服和穩定，並有助消化系統順暢，因為這類食物不容易在體內堆積成垢，即毒素。身體毒素越少，意味著身體越健康、輕盈、輕鬆、精力充沛，體內自然產生悅性細胞。瑜伽修行者為補充蛋白質與脂溶性維生素，都會吃較多的奶製品與堅果類，且在飯後喝一杯酸奶。

## 二、變性食物（Rajas）

能量很強的食物，如咖啡、濃茶、辣椒、巧克力、碳酸飲料等等。食用後，身體雖感到充滿活力，但不一定對心靈有益，因為此類食物會影響太陽神經叢的能量，以致過度興奮、憎恨、忌妒、憤怒、煩躁不安、沮喪和恐懼等妨礙心靈平靜的情緒。

## 三、惰性食物（Tamas）

屬於黑暗的能量，對身體、心靈均無益。這類食物包括肉類、蛋、菇菌、酒精、醃漬食品和五辛如韭菜、蔥、洋蔥、大蒜和蒜等等，皆是瑜伽修行者避免的食物。食用後，身心會產生昏沉、惡劣的情緒，暴力、懶散、粗魯、倦怠無活力、混濁不清淨的慾念等等。

## 感恩且專注於吃

傳統的瑜伽飲食傾向於烹飪得軟綿的食物，以有助身體吸收與消化。在印度，不同地區的瑜伽村的飲食亦不一樣，有的執行飯水分離法，目的都是達到良好的消化，減少腸胃負擔。

營養師及腸道專家梅根‧羅西（Dr. Megan Rossi）認為，腸道與身體其他器官不同，它不需要聽從大腦指揮，可以獨立運作，自行發號施令。因為腸道神經系統是中樞神經系統的一個分支，專門負責腸胃活動，屬於獨立的「大腦」。

由於大部分免疫細胞都生活在腸道中，腸道健康對提升人體免疫力、抵禦疾病，有著至關重要的角色。此外，腸道中生活著數萬億對人體消化某些特定營養至關重要的微生物，由於每個微生物群對食物的需求都不同，因此，食物多樣性是使腸道健康的飲食法之一，它意味著營養均衡，種類越多，越可改善腸道健康。

人的情緒與腸道健康也有關聯。據估計，人體有八至九成的血清素產生自消化道，血清素影響人體的各種功能，包括精神疾病。一個人如經常壓力過大，血清素水平就會減少，從而影響情緒、焦慮程度以及幸福感。

進食時，要帶著感恩的心專注其中，切勿邊刷手機邊進食，也切勿暴飲暴食。七分飽的原理在於為消化道保留三分空間，以讓食物進行消化。早上空腹練習瑜伽較理想，這有助於消耗脂肪，鍛煉肌肉。

飲食不過量，食用原型、烹飪方式簡單、化學調味料越少且軟綿的食物，除了可保持消化系統運作順暢，使身體比較輕盈之外，心靈亦比較安穩，面對衝突時心緒比較冷靜，頭腦亦比較清醒。

吃素並非對瑜伽練習者的強迫性行為，但確實有助人們的內心達到安詳、寧靜、善順、溫和、謙虛、無求，從而對眾生產生慈愛之心。我在印度的瑜伽學校進修的三個星期內，無論飲食、作息皆遵循瑜伽養生方式，且每天練習兩個小時的瑜伽調息法。雖然時間不長，但是，我發現情緒調整好後，身體也變得輕盈，再艱難的體式也自然而然就能做到，以致我如今在正念陰瑜伽的教學上，特別專注於和學員分享調息法、靜心、冥想練習的重要性。

## 人體三種能量與五大元素

瑜伽與自然療法（Yoga & Naturopathy）、阿育吠陀（Ayurveda）、印度穆斯林醫學尤納尼（Unani）、泰米爾醫學悉達（Siddha）和順勢療法（Homoeopathy）是印度傳統醫學中的五大學科。如今人們談起瑜伽，總離不開阿育吠陀。

Ayurveda 中的 Ayur 意指生命，Veda 是智慧、科學，它不止是醫學體系，也代表健康的生活方式。從阿育吠陀的觀點來看，人體是自然不可分割的一部分，生命由身體、感覺、精神和靈魂構成，當身體與自然產生不調和的狀況時，各項機能便會受到阻礙，甚至產生疾病。

對瑜伽和阿育吠陀的記載最早出現在《吠陀經》，阿育吠陀是飲食的健康，瑜伽是運動的健康。兩者皆代表健康的生活方式，認為身體有三脈七輪，萬物由「空、風、火、水、土」五大元素組成，其大原則在於「順應自然，天人合一」，基本上透過藥草治療、古印度經文誦念、按摩、瑜伽、飲食計劃等不同的方式進行治療，亦有根據病人不同體質而對症下藥的治療。

中醫常以「寒」、「熱」等區分體質，阿育吠陀則以「風型」、「火型」、「土型」三種能量（Dosha）來判斷，認為每個人的身體都包含五大元素，比例卻不盡相同，因此每個人的體質特性都有三種。本體質是先天決定的，而生活習慣則是體質變化的後天因素。

## 風型（Vata）

元素：風和空

體形：大多纖瘦，膚色較健康但比較乾燥。

最有影響力的一種能量，能夠指引身體所有功能運作，是使身體能量運行的基本指南。對應身體的神經系統，與活動、活力有關，控制身體內空的部分，包括鼻竇、腹腔、肺臟內的氣管、內耳及神經系統，也控制細胞分裂、細胞層的組成，心、肺、胃、腸的活動，以及指引腦部活動，啟動器官功能，同時負責排除廢物。

風型人的能量、情緒和胃口波動很大，飲食和睡眠通常不規律，忽而暴飲暴食，忽而胃口全失，或依賴刺激性食物如咖啡、糖等等，來維持身體和情緒的需求。建議少吃冰淇淋、可樂、沙拉等冷飲和生食；多吃豆製品、雞蛋、魚類及杏仁、葵花籽等堅果類食物。

建議陰瑜伽體式：下犬式、任何前彎動作、樹式、山式、戰士一二三式。

## 火型（Pitta）

元素：火與水

體形：身材中等，骨肉勻稱，膚色偏淺，較容易出油。

這種能量控制生育和體溫、消化、新陳代謝與智力。最主要的位置在胃部，火型人的胃口和消化能力很強，偏好苦、甜的刺激性味道及冷飲，很容易患上發炎、痤瘡、皮疹或腹瀉等毛病。建議減少食用辛辣和多油的食物，及含有大量酒精、咖啡因的飲料。多吃蘋果、西瓜、雞肉、米飯、全麥麵包等食物。

建議陰瑜伽體式：鴿王式、魚式、駱駝式、橋式。

## 土型（Kapha）

元素：水和土

體形：偏胖、水腫，眼睛明亮、皮膚中性有光澤，髮質偏油。

年輕時是風型的人上了年紀後會變成土型，食量比身體可以吸收的還要多。這類型人很容易增加體重卻很難減重，建議

少吃甜食、乳製品和含澱粉的食物。然而，光靠節食不能減肥，運動才是維持身材的良方。

生病多，是因體內水分或黏液過多，以致感冒、鼻塞、鼻竇炎、過胖、頭痛、水腫、糖尿病。心理方面重感情，有時反應慢，往往等事件過後才會逐一想清楚前後始末。

建議陰瑜伽體式：拜日式、任何後彎動作、倒立。

## 阿育吠陀的六味與養生

阿育吠陀的養生和對疾病的治療，是依據六種味道進行的，即甜、鹹、酸、辣、苦與澀。六種味道在性能上也被劃分為熱性和涼性兩大類，味道和屬性會對風、火、土三種特質產生不同的影響。

了解各味的功能，配合自身狀態與食物的六味和六屬性（重性、輕性、油性、乾性、熱性、寒性）來設計自己的飲食，可達到保持身心平衡之效。在阿育吠陀的飲食觀中，午餐是一日最重要的一餐，所以，即使生活再忙再累，午餐也要盡量吃足六味、六屬性的食物。

## 甜味

構建和強化身體組織，能協調思想並增加滿足感。有袪痰和通便作用，以及緩和生氣的情緒。

## 鹹味

可以起到軟化、通便、鎮靜作用。少食可以刺激消化，適量食用可以催瀉，多食會導致嘔吐。

## 酸味

有刺激、袪風、滋養和生津止渴的作用。除了生殖組織會減少外，酸味對其他所有組織都有增強的作用。

## 辣味

有興奮、袪風、發汗的作用。能增強新陳代謝，促進器官功能，激發身體的熱量，提高消化能力，抵抗寒冷。

## 苦味

有清潔、解毒的作用，可淨化血液。使身體組織縮小，並使思想更加敏銳。

## 澀味

可以止血和防止過度流汗、腹瀉等過度排泄，促進皮膚和粘膜的癒合。

## 三種能量與六味食物的平衡

| 能量（Dosha） | 減少 | 增加 |
|---|---|---|
| 風 Vata | 甜、酸、鹹 | 苦、澀、辣 |
| 火 Pitta | 苦、澀、甜 | 辣、酸、鹹 |
| 土 Kapha | 辣、苦、澀 | 甜、鹹、酸 |

注：欲了解自己在阿育吠陀的理論中隸屬於哪種能量體制，可上網搜尋「阿育吠陀體制測試」。上圖表示當你想增加或減少哪一種能量時，可多食用相應味道的食物，以達到平衡。

## 養生之道，在於陰陽平衡

瑜伽、阿育吠陀與中醫皆講究遵循自然規律，主旨不是醫病，而是醫人，是萬法歸一，卻和而不同。

人體是由陰陽、臟腑、經絡、氣血聯繫起來的統一完整的有機體。中醫以「金、木、水、火、土」五行來認識世界和身體，同時以陰陽虛實來判斷身體的虛實平衡。陰陽，是中醫的核心，任何事物的變化都落實在陰陽；陰陽看似相互對立，卻又相互平衡，這和瑜伽是一樣的。

流傳已數千年的中醫理論認為，「亥子丑」為水，為陰，所以，人在亥時（晚上九點）要睡覺，因為此時是三焦經工作的時間，即人體免疫系統休息與濾毒的時間，也是女性內分泌系統最重要的時刻。

過往，祖輩日出而作，日落而息，生活規律。然而，隨著時代變遷，每個現代人因工作領域不同，形成不一樣的生活方式，保健養生的方法也因人而異，加上慾望多就得付出更多，以致過著日夜顛倒、飲食不均衡且陰陽失調的生活。如此一來，十二經絡的養生時間表對現代人來說，僅能作為參考與提醒作用。

陽性體質的人較燥熱，他們容易口渴、愛喝冷飲、喜歡吹冷氣、怕熱、好動貪玩、坐不住等等；陰性體質的人則較寒涼，他們怕冷、臉色蒼白、喜喝熱飲、四肢冰涼、鮮少會感到口渴等等。體質過陰會懶散，過陽則太過活躍，兩者必須取得平衡。

## 養生防病要順應大自然

自然界（大宇宙）與人體（小宇宙）是互相感應、互為反應、

互為映照的。人活在天地之間、宇宙之中，一切活動與大自然息息相關，這就是「天人合一」的思想。自然界的四季氣候變化會直接影響人的情感、氣血、臟腑以及疾病。

了解四季氣候和自然的變化規律和特點，順應自然，保持人體與自然的協調統一，才能養生防病。為此，在季節和氣候變換時，要保持覺知，感知身體出現的變化。

「冬吃蘿蔔夏吃薑，不勞醫生開藥方」，說明養生必須順應宇宙的天然規律。冬天萬物凋零，許多動物都進入冬眠，以禦寒過冬。此時，人體的陽氣也閉藏在內，為過冬作準備；可人們為了暖身，往往在寒冷的季節吃火鍋，結果導致「胃中熱」。但其實，在寒冷的季節吃蘿蔔可以清解積熱，疏散內部的陽熱，以讓身體取得平衡。

炎熱的夏天，正是陰氣儲藏於內，陽氣散發於外的季節。為了驅暑，人們大口灌冷飲，吃冰品，因而導致「胃中寒」，並出現消化不良、腹瀉等症狀。但其實，夏天適量吃薑有助於暖胃散寒。

## 五行與人體及自然、五色、五味的對應

| 五行 | 木 | 火 | 土 | 金 | 水 |
|------|------|------|--------|--------|--------|
| 陰器官 | 肝 | 心 | 脾 | 肺 | 腎 |
| 陽器官 | 膽 | 小腸 | 胃 | 大腸 | 膀胱 |
| 形體 | 肌肉 | 脈 | 筋 | 皮膚 | 骨 |
| 五官 | 眼睛 | 舌 | 口 | 鼻 | 耳 |
| 季節 | 春 | 夏 | 長夏 | 秋 | 冬 |
| 時間 | 黎明 | 早上 | 中午 | 下午 | 晚上 |
| 五味 | 酸 | 苦 | 甘（甜） | 辛（辣） | 鹹 |
| 五色 | 綠 | 紅 | 黃 | 白 | 黑 |

## 醫食同源

所謂「醫食同源」或「藥補不如食補」，說明中國人的養生之道在於食物。從中醫角度，食物依青、紅、黃、白、黑五色分類，歸納出不同的補償作用，而這五種顏色又對應到木、火、土、金、水的五行學說，再進一步對應到人體的肝、心、脾、肺、腎等五臟。因此，進食相對應的五色食物，可保養身體的五臟六腑，是獨特的飲食養生法。

健康，是指衣食住行要取得平衡，氣要運行順暢，不要太虛也不要太旺盛。每個季節都有與之對應的內臟，飲食配合氣候，內外的結合自然會達到平衡點。內，指精、氣、血、津液；外，指氣候、季節、溫度等等。

## 五臟和五行

從古至今，五行學說廣泛用於中醫、堪輿、命理、相術和占卜等方面。五行之間存在著生、剋、乘、侮的關係，論述和推演事象之間的相互關係及運動變化的規律。相生相剋可以解釋事物之間的相互聯繫，而相乘相侮可用來表示事物之間平衡被打破後的相互影響。

五臟中，心屬火，肺屬金，肝屬木，脾屬土，腎屬水。具有生長、升發、條達舒暢等作用或性質的事物，歸屬於木；具有溫熱、升騰作用或性質的事物，歸屬於火；具有承載、生化、受納作用的事物，歸屬於土；具有清潔、肅降、收斂作用的事物，歸屬於金；具有寒涼、滋潤、向下運行的事物，歸屬於水。

相生，即相互滋生和相互助長；相剋，即相互克制和相互約

束。相生與相剋不是二元對立的關係，而是密不可分的，沒有生，事物就無法發生和生長；而沒有剋，事物無所約束，就無法維持正常的協調關係。唯有保持相生相剋的動態平衡，才能使事物正常發展。這一學說在中醫學的應用，主要是以五行的特性來分析和研究機體的臟腑、經絡、生理功能的屬性和相互關係，以及在病理情況下的相互影響。

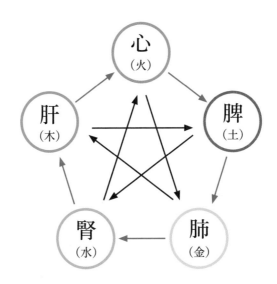

# 五味與五臟

酸生肝：酸味食物能增強消化功能和保護肝臟，殺滅胃腸道內的病菌，還有防感冒、降血壓、軟化血管之功效。

食物：山楂、檸檬

苦生心：苦味食物能泄、能燥、能堅陰，具有除濕和利尿的作用，亦能防止毒素積累，防治各種瘡癰。

食物：苦瓜、蓮心茶、苦丁茶

甘入脾：甘味食物可以補養氣血、補充熱量、解除疲勞、調胃解毒，還具有緩解痙攣等作用。

食物：紅糖、蜂蜜、米飯麵食

辛入肺：辛味食物有發汗、理氣的功效，既能保護血管，也可調理氣血、疏通經絡，預防風寒感冒，但患有痔瘡便秘、腎經衰弱者不宜食用。

食物：蔥、薑、蒜、辣椒、胡椒

鹹入腎：鹹為百味之首，可調節人體細胞和血液滲透，保持正常代謝，有泄下、軟堅、散結和補益陰血等作用。

食物：鹽、紫菜、海帶

## 五色與五臟

不知道大家有沒有這樣的經驗，總是在某個時候特別喜歡吃某種食物，像情緒激動時想喝酒，傷心難過時想吃甜品等等。進食時，需要覺知自己的行為不是受情緒所控制，畢竟，人生不如意十之八九，暴飲暴食，可是會傷身子。

養身或養生，需要先仔細觀察與了解自己的體質。你會發現，對某種事物的喜好，往往建立於身體對某類元素的需求，比如說，當胃裡有火時，吃辛辣食物會覺得很辣、難受；反之，胃寒的人吃了會感到舒服，因為辛辣食物有除濕與發散風寒的作用。

五色，即綠、紅、黃、白、黑，各入不同臟腑，有不同作用。不同顏色的食物，它們養生保健的功效、屬性和歸經，亦不盡相同。然而，首先要對自己的體質有認識，了解哪個臟腑較虛弱，再多攝取相關顏色的食物，才可得到調理，例如肝虛的人可多攝取綠色食物。

綠色養肝，屬木：綠豆、菠菜、西蘭花、黃瓜、絲瓜、芹菜、韭菜、青辣椒、任何綠葉蔬菜（茼蒿、萵筍、白菜、四季豆、豆角、空心菜、綠莧菜等等）。

紅色補心，屬火：紅豆、紅薯、胡蘿蔔、紅辣椒、紅棗、番茄、山楂、香椿、草莓等。

黃色益脾胃，屬土：黃豆、牛蒡、南瓜、玉米等。

白色潤肺，屬金：冬瓜、梨、白蘿蔔、銀耳、百合、茭白、蓮藕、米、麵、豆腐、花菜、竹筍、淮山、涼薯等。

黑色補腎，屬水：黑豆、黑米、黑芝麻、黑木耳、核桃（不是黑色，但是是補腎的食物）、紫菜、海帶（也是潤肺食物）。

## 五行與季節

古人認為一年可細分為五季，分別對應木、火、土、金、水五行。五行季節，是指氣體的五種運動方式。

## 春天屬木

代表氣體向四周擴散的運動方式。春天，花草樹木生長茂盛，樹木的枝條向四周伸展，養料往枝頭輸送，所以春屬木。

## 夏天屬火

代表氣體向上的運動方式。火的特點就是向上升，夏天，各種植物向上生長，其勢迅猛，所以夏屬火。

## 長夏屬土

長夏是夏和秋之間的一段過渡期，天氣濕熱，是莊稼走向成熟的一段時期，所以長夏屬土。

## 秋天屬金

代表氣體向內收縮的運動方式。金的特點是穩固，秋天樹葉凋落，也是收穫的季節，人們儲蓄糧食為過冬作準備，所以秋屬金。

## 冬天屬水

代表氣體向下的運動方式。水往低處流，冬天萬物休眠，為春天蓄積養料，所以冬屬水。

## 地理與氣候影響飲食

預防疾病是養生的目的之一。人與天地相應，天，是指自然界；地，是土地上的生長物。人類作為大自然的一環，必須依賴地球的自然環境來生存。像夏天出汗多，體能消耗也多，吃甘（甜）味食物能補充能量。

《黃帝內經》成書於約兩千多年前的戰國時期，總結了秦漢以前的醫學成就。中醫理論發源於中國東北，約今日遼寧、吉林、黑龍江等季節分明的地區，因此，中醫的經驗亦適用於其他氣候分明的國家。

由於地理環境和氣候的差異，對人體的生理活動有一定程度的影響，所以，人們在日常生活中要細心觀察身體的所需與所缺，學會辨別寒熱，分清陰陽，以適時補充身體的需求。

我出生於馬來西亞，當地常年處於夏與長夏間，在中醫理論來說，是火與土氣偏高的地區。所以，生長在這片土地上的人，需要足夠的火與土的能量，來克制大自然中偏高的火和土氣，方法之一是透過食用如蔬菜和水果等食物來達到平衡。

五行中，苦歸屬於火，火又主心臟；甘（甜）歸屬於土，土主脾胃。以馬來西亞過往的生活來看，人們多從事勞力工作，在炎熱的天氣下經常大量出汗，再加上環境濕氣重，自然容易感到疲累，動作變慢，感覺懶洋洋。

馬來西亞人的體質亦多屬於燥熱與濕氣重，飲食上自然偏向食用甘味食物，以助養氣血、補充能量、解除疲勞；而炎熱的氣候容易導致心火旺盛，故食用苦味食物，能降心火，也有助除濕、利尿，防止毒素積累和預防瘡類疾病。

馬來西亞的水果之王榴槤，便是這片土地賜予馬來西亞人的養生之物，讓人們能在天地與人體之間爭取能量平衡點。而隨著農業技術進步，水果的品種研發及栽培技術不斷改良，榴槤也越種越甜，越受歡迎。

如今，人們的生活形態已改變，從事勞作的人大大減少，雖然馬來西亞的氣候依然炎熱潮濕，可人們長年生活在空調環境裡，體能消耗少，體質亦受影響。矛盾的是，人們的飲食習慣受到五行與氣候左右，因而，馬來西亞人總是情不自禁地就想要吃甜食，如奶茶、蛋糕、甜點和水果。

飲食作為養生的條件，是要從大自然的食物中攝取天然的味道，如甘味建議以黃色的食物如小米、南瓜為主，切勿食用單糖類食品。記住，適當的甘味能補脾，但味過於甘卻能呆胃滯脾，甚至造成器官的負擔，從而導致糖尿病等等。

至於香港，若以中國為中心來說，香港在南方，南屬火，同時香港是一個多種能量交叉的場所，這則屬土。但是，香港的季節與氣候和馬來西亞有差別。

馬來西亞與新加坡都臨近赤道，沒有很大的氣溫變化，只有雨季和乾季，是個純粹的長夏國家，自然與人文環境的偏向非常明顯。而香港位處中國南部，則有季節與氣候的變化。因此，雖然馬來西亞和香港都是同一個屬性，但偏度有差別。馬來半島是東南亞的門口，則香港是中國的門口。

香港的飲食文化已經充分顯示了它的自然環境。苦澀的涼茶治理火氣濕氣，甜味的醬料及其他甜味食物則補土調和。中國思想中有十二地支，是五行的延展。十二地支中，丑、辰、未、戌為土氣。土氣有調和作用，木火金水轉變、運動的過程中，都有各種土氣來調整。世界上還有些國家或地區都屬土氣的作用，比方說歐洲的瑞士，是多種語言、多種文

化的交叉點，且保持著各自的功能；在亞洲則有香港、馬來西亞、新加坡，都是土氣，特徵是它們都是多文化的橋樑、交叉變化和調整的地方。

夏季養心，長夏養脾。夏季屬火，火氣上心，容易心煩意亂，不利養心；長夏是夏日的延續，屬土，應脾，因此這時應注重養脾，清熱祛濕。建議生長於夏季與長夏佔多的熱帶地方如香港、馬來西亞、泰國、新加坡、印尼、緬甸、臺灣嘉義以南、恆春半島等地的人，可練習加強脾經與心經的陰瑜伽體位法為主。

四季分明的國家，在一年中最熱的夏天時，火性向上蔓延，人們特別容易上火，也會心緒不寧、心跳加快，增加心臟負擔。所以，在夏季得著重養心，除多吃養心的食物外，也可多排練與心經相關的陰瑜伽體式，將有助氣運行得更好。此外，根據五行相剋的原理，腎克制心火，因此在冬季時，就要好好養腎氣。

## 尊重人體差異性

出生的季節也會影響個人的飲食偏好，像農曆七、八、九月

為秋季，秋屬金，金味辛（辣）；即便是出生於無四季的國家，但個人的五行能量屬秋，亦從金的精氣。所以，秋天出生的人特愛吃辣以激活能量，而金對應肺，吃辛辣的食物可提升肺功能。

生活在潮濕國家的人，容易濕氣入體，吃辣椒能使人血液加速，全身冒汗，把寒氣濕氣驅趕出體外。從中醫角度來說，辣椒具有溫中下氣、開胃消食、散寒除濕的作用，所以，四川人吃辣不見得會對腸胃造成負擔，反而能激活肝臟和大腸，令皮膚更白、更細滑。

身體是最誠實的，當它需要某種能量時就會發出訊息，我們進食正確的食物，會帶來滿足感和充滿能量，反之亦然。這才是自我衡量的準確方式。

飲食作為養生防病的基本條件之一，要注重食物的品質、營養和來源。當需要鹹味的食物補充能量時，要選擇礦物質豐富的海鹽，而不是吃精緻白鹽；需要辛辣能量的人，只要吃得正確，如蔥、薑、辣椒、花椒等香料，即使別人看起來過量，只要自己吃後身心皆感覺舒服，就是適合自己的份量。一如喝咖啡這件事，有人可以一天喝七杯咖啡也不影響睡

眠，但是也有的人只喝一杯就感到心悸，這便是身體捎來的訊息告訴你，「嘿！我不喜歡咖啡因」，你必須聽懂它，方能成為自己身體與生命的主人。

瑜見

# 都市人的瑜伽 靜心的力量

Maggie
香港大學學者、心理學家

從北京到紐約、曼谷到倫敦，我這個身在香港的都市人有幸隨許多瑜伽老師練習過，唯 Chris Su 的瑜伽有種罕有的魅力。Chris 老師的課堂不僅是一個靜、暖、柔的瑜伽修習空間，更是療癒、喜悅、豐盛的成長空間。

## 放鬆的美好

香港的工作和生活壓力大概是全世界數一數二的，加班、飯無定時、打工、手停口停，全身神經時常處在打仗的應激狀態（fight or flight）。經過白天朝九晚六（甚至晚十）的高壓工作，晚間來到 Chris 的課堂彷彿瞬時進入另一個宇宙。他總是細心地調低課室的光線，調暖溫度，提醒大家放緩腳步，放柔呼吸。對望維多利亞海港的 60 分鐘都市瑜伽練習，好像一場郊外靜修營（retreat），身體交付給瑜伽墊，信任交託給 Chris，重啟副交感神經系統的溫柔及慈愛，肌肉間、筋膜

間、眉宇間、唇腩間，都得到放鬆與舒展。

## 專注的美妙

都市人腳步快，而身在香港的都市人更是快過全世界大多數
人。狹窄的街道，走慢一步，甚至會被後面的人催促。地鐵
裡、巴士上，一排排低頭族在玩手機，聽音樂，多任務操
作（multitasking）。在 Chris 的瑜伽空間，隨著老師獨有的聲
音導航與頌缽音療，只專注於一呼一吸。那些顧慮過去、擔
憂未來，一刻不停歇的念頭不見了，聽得見的是此時此刻的
凝心，無論是身體流動的陽瑜伽，還是臣服靜態的陰瑜伽。
專注的美妙不只發生在瑜伽墊上，更延伸到瑜伽墊外的生活
裡。一時間只專心一件事，專注地走路，專注地待人接物，
我看到更藍的天空，聞到大自然的花香，感應到這個大都市
裡很多不曾留意的微笑。

## 陰柔的美學

香港這個城市充斥著許多高分貝的聲音，身為都市人，講話也會不自覺地變得大聲和急促。在 Chris 的瑜伽空間裡，我學習到溫柔的力量、陰的美學。沒有什麼事情是細聲細語講不清楚的，放緩放輕語速，反而表達得更清晰。從拜日式到馬鞍式，輕柔地亦動亦靜，原來我夢寐以求的優雅可以如此簡單地走近自己，優雅地瑜伽，優雅地生活，才更清楚身與心的真實需要。Chris 經常提醒大家，不要過度拉伸，記得照顧及疼愛那個獨特的自己；覺察獨特，肯定獨特，發揮獨特，修習屬於自己的瑜伽與人生路。

## 喜悅的美滿

Chris 老師獨有的魅力，除了他的博學與修為，還有他的正能

量。他的課堂，從一小時的團體課，到上百小時的瑜伽教師培訓，都充滿著愉悅的鬆弛氣氛，這大概也是不少緊繃的都市人丟失的。在陽瑜伽的練習裡，他輕鬆地啟發大家嘗試跨出舒適區（comfort zone）；在陰瑜伽的練習裡，他鼓勵我們感受安穩與接納的開闊空間；在冥想時，他指導我們不控制、不評判地觀息觀心，以認真的心志、怡悅的心態，體驗、享受和回味瑜伽練習帶給身與心的益處。這份喜悅、豁達、豐盛的心，令跟隨 Chris 練習的我們在瑜伽流（flow）中神馳心流（flow），將瑜伽這門哲學詮釋於超越式子（Asana），連結師生之間的共鳴，啟發潛在的智慧，成就了成長，營造出集體正能量。瑜伽除了是身與心的連結，也是人與人、心與心的連結。

靜心是種力量！它交織放鬆、專注，也交互溫柔、喜悅。

感恩 Chris 老師的言傳身教，如清風般陰柔而又陽剛地吹襲，吹醒我這個急匆匆的都市人停一停，靜下來，內觀身心息，靜觀身邊的美麗。

感恩 Chris 老師，這位瑜伽的化身，出現在我們的生命裡，不僅療癒都市的陽性能量，更令我們找回自己，遇見優雅盛豐的自己。

# 風景在途中，也在心中

羅芊樺
美國紐約 Yoga Art Oasis 館長

上世紀八十年代，我在廣州與瑜伽結上初緣。深刻記得帶我入門的老師 Prem Kaur 夫婦，他們剛從印度歸來，素衣飄飄，神閒氣定，一對神仙眷侶，真個羨煞旁人。

幾年後，我走出國門，來到高樓林立，色彩繽紛的紐約曼哈頓。當初的我，就像一棵連根拔起的大樹，要在新土壤上重新生根、發芽、成長，要多痛有多痛。以生存為基點，也因為年輕有資本，那時候，就算瑜伽有多好，也免不了被我拋到九霄雲外。

十多年過去，身心疲累至極，我幾乎感到生無可戀。這時我又幸運遇上了瑜伽老師 Hari Kaur。僅僅幾個月精進練習，身體各種亞健康狀態一掃而光。這次我與瑜伽的遇見，就是一生一世。後來我在曼哈頓華人區開設了第一家瑜伽館「Yoga Art Oasis」，除了邀請國內外各位老師前來分享，我也當上了

瑜伽老師，每天早晚提供課程，經年不斷。

十多年來，我見證了很多學員通過瑜伽走上健康平和之路，也領略了各種膚色、不同流派瑜伽老師的教學風采。

2018 年初，我代表 Yoga Art Oasis 邀請 Chris Su 老師前來紐約，做陰瑜伽師資培訓。當時已被稱為「東方陰瑜伽王子」的 Chris 很爽快地就答應了。

5 月 20 日，我去接機。心想，坐了 20 多個小時飛機，Chris 平常酷帥的形象肯定會打些折扣吧？沒想到一見面，眼前還是一亮！看到 Chris 的第一眼，聽到他溫和爽朗的第一聲問候，我的腦海馬上浮現出 20 多年前，那位帶我走進瑜伽的老師印象：帥氣，超凡脫俗，一種泰然處之的寧和感，一種住在都市卻依然保存著山裡人的簡樸與純淨感。

第二天就開始的六天密集培訓甚受歡迎。同學中有相當比例本身就是專業瑜伽老師。我發現，Chris 最吸引人的，並非他的外表、他的好聽嗓音，而是他教學時深厚廣博的知識與認真謙和的態度，還有那種由內心發出來的，能讓每個人都可以感受到的圓滿、寧靜與慈悲的氣場。

2019 年 3 月，Chris 再次萬里迢迢飛來紐約。這次除了新一期陰瑜伽培訓及新開的頌缽聲音療癒工作坊，Chris 還帶來了他剛剛出版的著作《找回自己》。

新書發佈會現場溫馨踴躍，每位來賓除了享受到 Chris 那磁性十足，聲音充滿穿透力的精彩講座外，還在他的親自帶領下，體驗到瑜伽伸展與冥想的無窮魅力。書會主持人馬女士，曾經紐約華人的辣媽冠軍，過後還在一個讀書群裡，用幾個月時間，專門朗讀分享了全本著作，引起了很多關注。

陰瑜伽創始人保羅‧葛瑞里（Paul Grilley），是位美國人，陰瑜伽的理論基礎，是傳統印度瑜伽結合中國道家養生術。之前我所接觸過的紐約瑜伽館，主要還都是開設偏陽性的瑜伽派系，雖然陰瑜伽的名稱早已開始傳揚，但並沒有得到足夠重視，不被看成是一種完整練習，常常只被認為是偏陽性瑜伽習練的一種補充。

Chris 擁有印度傳統哈塔瑜伽的深厚功底，也有中醫針灸、道家養生的學習與實踐，而且還是一位地道中國人。他的到來，就像一股清流，引起了紐約瑜伽業界的特別關注。我本人與另幾位參加過陰瑜伽師資培訓的老師一樣，都覺得收穫了很多驚喜，原有的教學空間與維度都被大大地擴展與提高了。學生普遍也都非常喜歡這種慢節奏、高功效的習練。

而且，在修行層面上，陰瑜伽加上「正念」兩個字，更有它

深遠的意義。正念陰瑜伽，更走心，是把向外消耗能量的方式改回到向內存放能量的方式；是從迷失走向回歸；是一種發現與回歸自我的過程。某種程度上，可以說正念陰瑜伽更適合用來調和當今都市人過度忙碌的生活，更易喚醒疲累或者沉睡的心靈。

正念陰瑜伽今天明天的廣受歡迎，除了因為時代的需要，也是因為有 Chris Su 這樣優秀而真誠的老師。

有人說，每位真誠的瑜伽老師，都是一位天使。

我相信，我感恩。

Sat Nam

# 無題

羅玉金
台灣新竹瑜伽導師

我是一位瑜伽老師，曾到海拔 5,000 公尺的西藏佛學院進修瑜伽兩次，也曾數次到印度靜心所學習瑜伽；在那聖山與淨地，我遇見許多尊貴的瑜伽行者，然而，在這凡塵俗世的都市裡，我卻很少能遇見像 Chris 老師這樣的都市瑜伽行者。

從 Chris 老師的課程訓練裡，我感受到他不僅僅是要教導「成功的瑜伽老師」而已，更多的是盡可能讓每一位瑜伽老師成為一位真正的瑜伽行者。我從他身上看見瑜伽行者的本質，舉手投足與言語間都傳遞一股穩定、圓滿、寧靜與慈悲的能量，他更深深地讓我感受到一位瑜伽行者的涵養是如何落實在生活上，以至在課程中，透過自身指導，融入學員的互動裡。

靜靜地坐在瑜伽墊上聽 Chris 老師的引導，對我是一種很大的享受，感官逐漸收攝，漸漸地就進入自己的內在瑜伽。在

老師指導的瑜伽體位法裡，我體會到老師想傳授教導給我們的，在身體溫柔地伸展，內在力量飽滿，並能讓學員覺察到存在於身、心、靈每一秒的律動，同步地存在、流動。每個體式前的暖身、體式後的恢復安住，是如此的完整。

倘若時間允許，我每年至少一次回到 Chris 老師的瑜伽師訓課程，以讓自己的身、心、靈再次充電並沉澱下來，完全在屬於自己的時間和空間裡合一。

# 本具的良善

Lucius K.
台灣頌缽療癒心靈藝術家

2018 年，我與團隊在亞洲巡迴教學時，趁著空檔與 Chris 初次見面。當時，他給我的印象除了高挑挺拔的身形，還有從他身上散發出脫俗、優雅的氣質，我想，這肯定是他多年瑜伽修行所成就的狀態。

在那一次交流中，Chris 內在如孩童般純真、善良的本質給我留下深刻的印象。我相信這是修行與教學分享必須的條件之一，尤其在成為眾多學生的導師，具備名聲與影響力之後，內在本具的良善，除了能夠使他免被外在的誘惑所影響，更能把路走得更紮實與穩定，進而自利利他，這正是慈悲的展現。

很開心多年來，能夠看到 Chris 在自己的路上堅持著，有機會遇見他的人與學生是幸福的。若你有機會碰到他，請用心好好感受這位導師在語言之外自然流露的純真與善良，這份特質在當今的社會環境裡特別難能可貴；也請你允許內在的感動，與這一份美善的特質共振，以你自己的方式，分享給更多的人。

# 身與心的柔軟與放鬆

Tran Thi Diem Huong
越南瑜伽聯合會副主席

「陰瑜伽,緩慢而溫和,專注於呼吸,感受身與心的柔軟與放鬆。」

感謝 Chris Su 老師在越南 Huong Anh Fitness 瑜伽中心主辦的國際正念陰瑜伽師資培訓課程。他以對瑜伽的熱忱和奉獻的精神,來教導陰瑜伽體式與分享瑜伽哲學,並寫下這本大眾一生受用的瑜伽書籍。我相信 Chris Su 老師往後也會繼續傳播陰瑜伽的精神,以讓世界上每個與他相遇的靈魂都得以昇華,並以更健康、快樂的肉身活在當下!

# 遇見・瑜見

月城玲

日本大阪 Su・素 Yoga Studio 館長

日本平成 28 年，大寒冬，我和 Chris 老師第一次相遇，是他在日本的首場陰瑜伽巡迴工作坊。那是 2016 年，至今，我參加過老師無數次培訓，以及擔任助理。老師的瑜伽教學涵蓋現代解剖學、傳統中醫學、脈輪以及經絡養生等等知識，強調陰陽平衡，並在體式練習中透過緩慢且自然的呼吸清空雜念，讓肌肉在完全放鬆的狀態下鍛煉骨骼、結締組織、調節神經系統，進而達到身心合一的境界。

雖然，各人對瑜伽練習的目的不一，但瑜伽修行者必然懂得，瑜伽不僅僅是體式練習，它為靜心奠定基礎，最終引導人們向內探索。

期待老師在日本給予大家更多的陰瑜伽分享。

感恩「瑜」見！

# 在瑜伽裡認出自己

森本和子

日本大阪 Viola Tricolor 瑜伽導師

當我緊張地進入瑜伽課室時，Chris 以非常平靜而溫柔的眼神歡迎我。在他輕柔的語氣引導下，我感覺自己置身於一個從未體驗過陰瑜伽的舒適空間，在這個舒適的課堂裡越來越扎根。

Chris 的洞察力非常好，我感到身體有任何不適時，他都會溫柔地引導我進入放鬆和穩定的狀態。細緻的解釋和調整，甚至令我錯覺自己在上私人課堂。

我從未如此專注於自己，亦從未感覺過與自己的身體有如此深刻的聯繫，但在他的瑜伽課中，我深刻感受到我的身體正深入地工作，我能夠看到自己現在需要什麼，以及在課程中，我的身體正發生什麼變化。

我的生命因遇見 Chris Su 而昇華。我很慶幸在瑜伽的道路上遇見一位像他這麼棒的老師。

# 融合多元教學，回到平衡

花北
日本大阪 Viola Tricolor 瑜伽導師

祝賀新書出版。

2019 年，Chris Su 首次在日本大阪 Viola Tricolor 舉辦正念陰瑜伽教練培訓課程。Chris 的指導不僅限於陰瑜伽，也涵蓋經絡和中醫學說，引導大家讓身心回到最初的平衡，讓學生獲益匪淺，對此讚賞有加。

爾後，我們收到許多來自日本各地學生的反饋，於是在 2020 和 2021 年陸陸續續開辦線上培訓，並定期舉辦工作坊和導師培訓課程。Chris Su 老師的多元化知識是日本許多瑜伽練習生所需要的。

當然，他迷人的笑容更是人們心中的一道陽光。

# 信任，讓瑜伽學習更稱心如意

蘆田紗矢香
日本瑜伽導師

Chris Su 老師的課程帶給我與大地連結的舒適感。上課前，我的一顆心莫名地感到不安；課程完畢後，當雙腳著地時，我感覺到踏實與平靜，並感受到血液在全身循環，就像一股柔和的暖流，從頭頂開始緩慢地在體內流動至趾尖。

體式停留時，我偶爾會感到身體僵硬，想再努力伸展但感到辛苦和疼痛，但在老師的指導下，我改變身體動作的方式後，自然而然就感覺到姿勢更舒服。甚至，連雜念也消除了。

無論課前或課後，老師都是沉穩且有魅力的。在課堂上，我能感受到他那顆堅定的內心和威嚴。他的專業讓你產生信任，只要把身心交託給他，你一定會看到身心的變化。

# 期待重逢於日本

城田佳代子
日本助理翻譯員

我很榮幸成為 Chris 的日本口譯員，自他於 2016 年首次在日本的研討會，至後來他在日本進行師資培訓的課程教科書亦由我來翻譯。其師資培訓課程非常實用，教學過程亦為學生提供很多實踐機會。

持續數日的師資培訓課程不僅能紓緩身體，連精神也獲得滋養，有些學生甚至在碰觸到內在時落淚，我相信這是因為 Chris 溫和的個性，暖了學生的一顆心。

Chris 知識淵博，在課堂上總是掛著笑容，以幽默的方式與學生分享，以致學生也感染了那份快樂，臉上亦不自覺地洋溢著笑容。我們都期待著他在不久後的將來再次蒞臨日本任教。